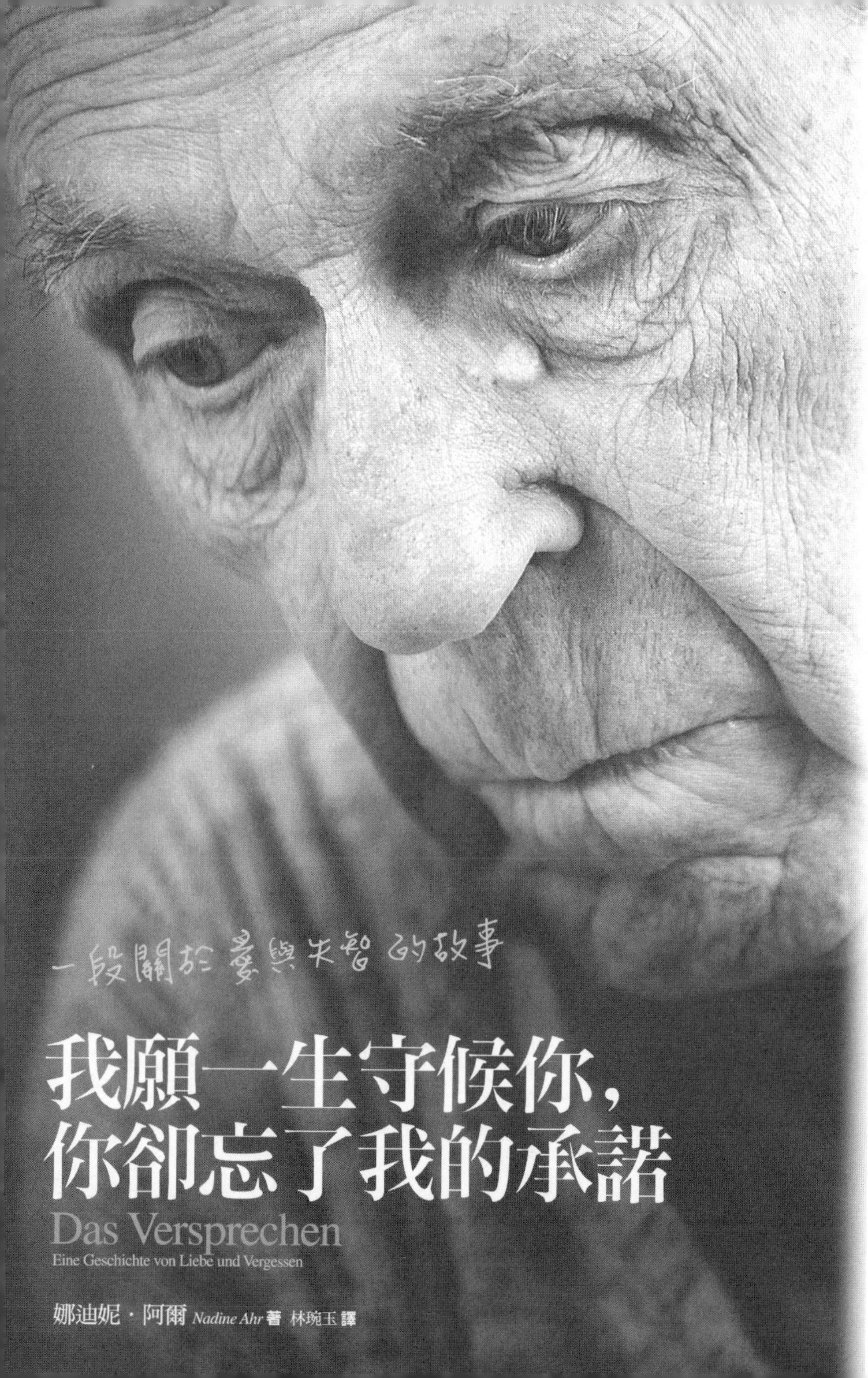

一段關於愛與失智的故事

我願一生守候你，你卻忘了我的承諾

Das Versprechen

Eine Geschichte von Liebe und Vergessen

娜迪妮．阿爾 *Nadine Ahr* 著　林琬玉 譯

然而，人世間最痛苦的別離，原來不是死別，而是遺忘。

獻給　艾德溫（Edwin）

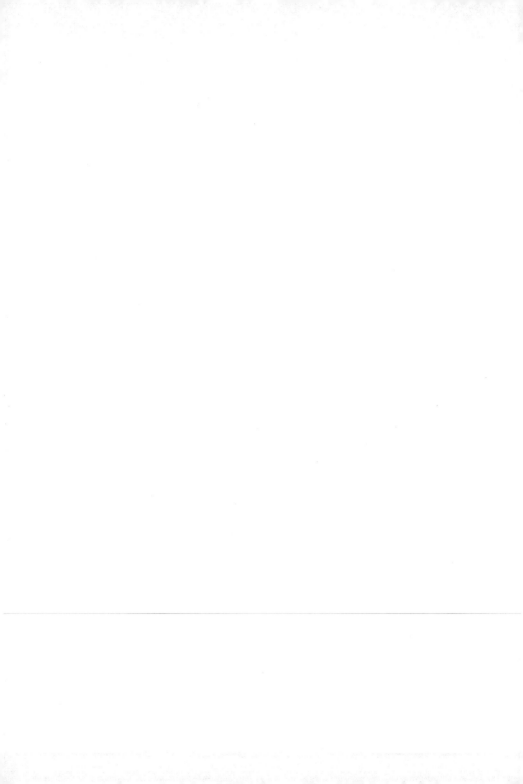

推薦序

愛與選擇

作家／袁瓊瓊

《我願一生守候你，你卻忘了我的承諾》講的是這樣一個故事：一個男人在年輕的時候，認識了一個女孩。二戰爆發之後，他必須上戰場，在出發之前，他開口向女孩求婚。並不是因為愛，是因為懼怕，對於殺戮與死亡的懼怕，對於未來的不確定，使他渴望抓住一些牢靠的東西。他向女孩求婚，而女孩答應了。於是他承諾戰後返鄉就會娶她。

這個承諾中有個但書，沒有人明說，但大家都明白。那就是：「假如男人沒有戰死的話。」

他沒有戰死。某種程度，或許是那個承諾保護了他，因為他有個承諾還沒有完成，所以他不能死。因為遠方有人在等待他，那個人的期待或盼望需要他活著，所以他活著。

但是，在回鄉的路上，他遇到了另一個女孩。並且相愛了。在真愛和承諾之間，他選擇承諾。甚至在兩個人還愛著的時候，他就已經選擇了要完成諾言。他告訴自己的情人，他必須回去娶那個他答應過的女人。

這不是愛的故事，這只是選擇的故事。出於某種理由，這個男人選擇把愛情置放於責任之下。

這時是一九四五年，經過世界大戰，整個世界顛覆，無論中外，別妻另娶或別夫另嫁都不是什麼新鮮事，更何況一個口頭的承諾。但是男主角選擇去完成他的承諾。

這個選擇造成兩段不幸福的婚姻，他自己的，以及被他放棄的，他愛過的那個女孩的。二十幾年後，兩人重逢。這時候，女方成了寡婦，男人與妻子離婚。他告訴她：「我們再也不要分開了。」

他們終於在一起了。但是，這依然不是愛的故事，依舊只是選擇。如同最初選擇對承諾負責，男人現在選擇對自己曾經辜負的情人負責。

兩人在一起生活了三十九年。之後，女方得了老年癡呆症。因為對付不來，男人再一次做選擇。他把妻子送進療養院，兩人分離。

分開之後，他過得不快樂，他想念妻子。於是選擇搬去療養院和妻子住在一起。但是失智的妻子不認識他。非但不認識他，還把他錯認成別人，攻擊他，恚罵他。

他再度做選擇，選擇離開這個已經不認識他的多年伴侶。

但是，之後，由於寂寞，由於思念，他又回到老伴身邊。

然後，因為失望，因為感覺無力與無奈，他又離開老伴。

之後，他又回去。之後，他又離開。之後……

在不斷的離開了又回去，回去了又離開的反覆中，選擇變成了愛情。

選擇意味著我們可以有另一條路，但是，當一個人總是又回到同樣一條路上時，那其實就是愛了。

愛就是牽扯，愛就是捨不下丟不開，無論讓自己如何痛苦難受，你會選擇回去。如果我們看不到那些「回去」，那麼會認定這是個背棄的故事，如果我們知道真愛必會將離開的人再帶回來，那就不會誤以為離開是不再愛了。

《我願一生守候你，你卻忘了我的承諾》以老人失智症為背景，闡釋了愛的複雜性。作者以絕大篇幅描寫她的祖父祖母相遇相愛以及重逢，之後共同生活。這些部分，雖是在敘述愛情，卻看上去極為空白。美好得不可能是事實。

相反的，在祖父面對祖母失智，決定把她送走，卻又回頭去找她，而歷經失望和打擊之後離開，然而又回去……的過程，反倒清晰地呈現了真愛的重量和力度。

愛從來都不是簡單的事。無論是上個世紀還是現代，無論發生在九十來歲的老人家身上，還是發生在三十來歲的年輕人身上。不像人類樂於歌頌的，愛的面貌並不美麗，真正的愛其實充滿折磨、失意、不滿足、隱忍、退讓、失望，甚至，怨懟和悔恨。

某種程度，愛，真正的愛，其實像薛西弗斯的石頭。希臘神話中，薛西弗斯被眾神懲罰，必須將一塊大石頭推上山，但是，只要推到山頂，石頭便滾下來。他必須日復一日做同樣的事，而且完全明白自己所做的一切均是徒勞。

聖經裡的「愛是恆久忍耐，愛是永不止息」說的就是這件事。明知一切徒勞，但卻依舊去做。那個永不止息，便是對於某個看似無意義的行為的堅持。當我們堅持到底，那個堅持本身便產生意義。

在看著薛西弗斯推石頭的時候，請不要看到石頭還是滾下來的徒勞，要看到薛西弗斯的不肯放棄。那比石頭真正被推上山頂，更為珍貴。

序幕

管風琴樂師奏出第一個音符時，我嚥了一下口水。不要哭。我這樣告訴自己。艾德溫一定不要我哭的。「如果我走了，別哭。妳瞧我的一生多美好啊。」他向來是這麼說的。或者，是她一直這樣說？我搞不清了，不過那也不重要，因為我終究管不住眼淚。為什麼要強忍淚水呢？這可是他的葬禮。

今天是二月的某個星期二，一個寒冷的冬日。上午十一點多，在漢諾威（Hannover）一個六〇年代的小教堂中。我們裹著厚大衣，坐在這個樸實無華，牆面砌著磚塊，地板鋪著黑色瓷磚的空間裡。陽光自小小的窗戶灑了進來。通常大家都希望葬禮那天是個雨天，但這天卻是陰雨綿綿幾個星期以來，終於放晴的第一天。

來參加告別式的人不多，因為往生者很長壽，享年九十一歲，而他所認識的人，大多已先他而去。前排右手邊，坐著他的媳婦與孫兒。兒子七年前心臟病發，比他早走了一步。前排左方則坐著我的父母、我的教母，還有我。嚴格說起來，左邊這排坐著的人，沒一個跟他有親戚關係，包括我。

艾德溫．路德維希，躺在棺木裡的那個人，是我的祖父，是我所認識最獨特的人，也是我這一生最棒的禮物。只是我們倆並沒有血緣關係。

管風琴樂音逐漸停止，有個不是牧師的人站到講台邊，用制式、不帶感情的語調，跟大家說些願亡者安息的話。直到這時，我才第一次望向棺木，在我眼前，艾德溫身上蓋著酒紅色毯子，躺在裡頭。那棺木好小，我心想。他躺得進去嗎？畢竟他，我的祖父，也算是個滿魁梧的男人。這麼高大強壯的人，怎麼可能用這麼小的棺木呢？難道他彎曲著雙腿躺在那盒子裡嗎？我甩甩頭，試圖把這些想法趕走。反正他躺在那裡，我怎麼看怎麼怪。最後我索性移開視線，轉頭觀察起裝飾棺木的花禮。那還真是五彩繽紛啊，一如他所喜歡的，他一向偏好五顏六色。「永別了。」花飾的某條緞帶上這樣寫著，一旁還附上他媳婦與孫兒的名字。棺木左右兩邊的地板上，各擺著兩盆弔慰花籃，上面寫著：「在愛中回憶。」還有一些重要朋友的名字。這些花千篇一律，跟所有這種場合能見到的一樣。只有緊鄰棺木左方的那個花飾特別不同，那是橘色、紫色與白色交織的花，飾帶上沒有寫任何名字。他應該會喜歡的。這是我買的。

「今天，所有人來到這裡，與艾德溫．路德維希做最後的道別。」講台旁的那個人這樣說，這番話也把我從千頭萬緒裡喚了回來。他說的不對，不是所有人都來了，至少她沒有來。那位我以她的名義買了花的女士，沒有來。她是他生命中唯一重要的人。瑪莉，大家都喊她莉亞，她是我的祖母，與我有血緣關係的祖母，也是他的女孩。

我祖父母的故事跟許多人的經歷相去不遠，卻又那麼獨一無二。

在這個二月的星期二早晨，在一間六〇年代的新式建築教堂裡，毫無裝飾的室內空間與不擅言詞的講者，伴隨著一位誰也不是的孫女，為艾德溫與莉亞的故事畫上句點。而這個故事的開始，要回溯到六十八年前，一九四五年的八月。

我願一生守候你，你卻忘了我的承諾

01

一九四五年八月。那車又猛烈衝撞了一下才停止。艾德溫坐在車子的載貨處，跟其他人一起。他們已經舟車勞頓了三天。從德國北部海岸出發，在那兒搭火車前往漢堡（Hamburg）。當天傍晚，抵達漢薩城邦（Hansestadt）漢堡，看到許多人家窗邊的燭光，以及整個城市的殘垣廢墟。那些燭光是為他們而點的，為了這些歸鄉的士兵們。

二次世界大戰時，艾德溫為希特勒在戰場上賣命了四年。先是在法國北部，後來移師到俄羅斯。他算是很幸運的，和史達林格勒（Stalingrad）戰役擦肩而過。那時他隨著部隊日漸深入俄羅斯內地，只差二或三天的行軍路程，他們就會抵達那個原本會讓德意志帝國功成名就的地點。不過歷史總是跟人們期待的不太一樣，史達林格勒最後成為一個大墳場。

部隊還沒抵達史達林格勒前，艾德溫的大腿被子彈擦傷，只好就地留在野戰醫院，躺了好幾個星期，腿傷怎樣都好不了。爾後，等他好得差不多、又能上戰場時，他的部隊卻整個沒了。他們陷在史達林格勒，生死不明。艾德溫真是福大命大。

事隔半年，如今他竟能身在此處，在漢諾威。除了手中緊握的一張小紙條、行囊中僅有的幾件內衣褲、心中微少的希望以外，他一無所有。「下車！」有人在前頭喊著。才不過幾秒鐘的光景，貨車上的所有人都跳了下來，無論老少，這些男人都已習慣奉行命令。貨車倏忽開走，捲起一陣塵土，最後又落在大家那身早已汙穢結垢的軍服上。艾德溫伸手拍了拍衣服，拍了幾次卻似乎沒什麼用後，他索性放棄了。幾個星期以來，他都穿著這身軍服，這幾個星期感覺好像幾年那樣長。不過乾不乾淨也無所謂，反正這套軍服穿在他身上，從沒讓他像個軍人，反而活像個破布袋。大家在原地恍神了幾分鐘，包括剛下車的全部男子和他，所有人彷彿都無法置信，不能理解，為什麼是他們？他們竟然可以返回家鄉？眾人四下張望，無助地看看彼此。一群歸鄉人。他們身在家鄉，家鄉看起來卻不像家鄉，至少不是他們記憶中的家鄉。與此同時，他們心想著，如果晚上找不到落腳處該怎麼辦？

「這裡不太一樣了。」一個年輕士兵這樣說。

「可能吧，」艾德溫含糊地回了話，「我其實不太清楚，因為我不是這裡的人。」他邊說邊把手中的小紙條捏來捏去，四年的烽火歲月中，這張紙條從不離身。上面的字母都有些泛白了，要很費力才能讀懂上面的字。不過艾德溫早就把那些字記得滾瓜爛熟，像刻在他腦袋裡一樣。

「你……」他問剛剛那個交談過的年輕士兵，「你知道，我要怎麼……」為了保險起見，艾德溫低頭看了一下手中的紙條，「去海蓮娜街四號？」

這位蓄著金色短髮、身形削瘦到近乎乾癟的年輕士兵輕笑了一下。「這我清楚得很，因為我就住在海蓮娜街八號，跟我來吧。」他接著又問：「你叫什麼名字來著？」

「我是艾德溫。」

「我是奧圖。你打哪兒來的？」

「圖林根。[1]」艾德溫說。

1 編註：Thüringen，位於德國中部，綠色植被覆蓋良好，有「德國的綠色心臟之稱」。一九四五年七月，圖林根被蘇聯紅軍所占領

一九二一年四月十九日，艾德溫出生於卡茲胡特（Katzhütte），那是圖林根邦的一個小城鎮。艾德溫是家中的老二，父親在鋼鐵廠工作，母親則是家庭主婦。他們的家境並不富裕，但還足夠溫飽；雖然生活簡單，卻過著還算不錯的鄉村生活。即使在二〇年代末期，親朋好友與左鄰右舍都相繼失業，大家都攀在各家圍牆邊議論著希特勒，說些他真是個有膽識的人物，跟著他，咱們一定會愈過愈好之類的話時，艾德溫的父親仍然日日有工可上。鋼鐵廠營運得很好。或許這也就是為什麼艾德溫的父親阿諾永遠是個死忠共產黨員的原因，即使到後來，在大家認為不宜再大聲嚷嚷的時代，阿諾也始終如一。每次父親喝得醉醺醺，開始大罵法西斯份子時，艾德溫的母親就會說「天可憐哉」，還有「阿諾，不要再說了。你這樣會把我們害慘」。

「我？他們才會把我們害慘！是他們，不是我！」

當時才十歲不到的艾德溫對父親所說的那些話題只是懵懵懂懂。父親說的，從無產階級應該聯合起來，到所有政治上的雞毛蒜皮小事都有。而他寧可去圖林根森林漫遊。森林是最好玩的冒險場所，大家可以在那兒玩官兵捉強盜的遊戲，長大一點後，還可以帶女孩子躲在灌木叢裡來個祕密初吻。卡茲胡特的世界便是艾德溫的天地，是讓他永遠感覺幸福安康（heil）的所在。即使後來 heil[2] 一字已經有了別的用法，對他的象徵意義卻始終沒變。後來，希特勒侵略波蘭，戰事日益擴大，戰爭對大家來說不再遙不可及，而是轉眼成為必須面對的現實。那時艾德溫剛完成鑄鐵工的學徒課程，在他父親工作的同一家鑄鐵廠裡實習，也才剛瘋狂陷入情網，夜裡，他們在穀倉翩翩起舞、親吻著，共同分享許多的點點滴滴。

那是一九四〇年的冬天，艾德溫才十九歲，入伍召集令來了。身為共產黨員之子，為了這場戰爭的最終勝利，他奮戰了四年。如今，在漢諾威這個遠離家鄉的地方，他腳踏著滿是砂礫的廣場，終止了自己的軍旅生涯。

踏著行軍般的步伐，奧圖與艾德溫向前邁進。先直走一小段路，向右拐

2 譯註：Heil 一字後來成為希特勒時期的納粹禮，納粹黨員見面以「Heil Hitler（希特勒萬歲）」來問候彼此

入一條大馬路，然後沿著一座人工湖邊行走。

「這是馬斯湖（Maschsee）。」奧圖說，一邊用頭往湖的方向點了點。「近郊的遊憩區是由希特勒下令建造的。」

艾德溫隨便嘟囔了幾聲。和平的感覺仍過於新穎，今天似乎還不是讓人想談希特勒的時候。現在大家別無所求，只想圖個清靜、和平，還有回家。

就像能讀出他的心思似的，奧圖問：「你怎麼會來到這裡？為什麼不回家？」

「俄國人。」艾德溫回答。

一切盡在不言中，而奧圖點點頭沒說話。只要是頭腦還算清楚的軍人，都不會想去蘇聯占領區。艾德溫親手殺過俄軍，也曾目睹納粹親衛隊及其他人在俄國幹的好事。他知道，幾乎每個俄國家庭都有親人死去，也知道俄國人有多麼痛恨他們這些德國士兵與納粹黨人。所以他沒有回家，沒有回到他的圖林根森林，他的小村莊，那個春天融雪時，爸媽家後頭就會蜿蜒出一條湍急小溪的村莊。

「那你來這裡要做什麼？」

「我伯父住在這裡。」艾德溫回答，一邊用手摸摸口袋裡那張寫著地址的小紙條，那是父親塞給他的。海蓮娜街四號。「以防萬一。」父親這樣說。

步行不到半小時，他們就轉入海蓮娜街了。這條街上大部分的房子都完好如初，只有左後方，那裡原本應該有房子的，現在空空如也，只剩一片廢墟。

他們倆擊掌道別，奧圖與他，兩個即將邁向人生新旅程的同伴。

「就在前面，那裡就是海蓮娜街四號。」奧圖走進自己的家門前，還這樣對他喊著。

距離伯父家最後幾公尺的路程，艾德溫獨自走完。

房子大門半掩著，外面的天色已漸漸昏暗。才一踏進門內的走廊，艾德溫就感到又黑又冷，裡頭充斥著大鍋菜與汗水的味道。一樓公寓的門上沒有標示户名，那麼，再往上一層樓。二樓左邊那户的門上有個小小的牌子，上面寫著「亞克」，那是他伯父的姓氏。聽得出屋裡有人，於是艾德溫敲了敲門，一次、兩次，門旋即打開。

一個眼角刻有皺紋、腰間繫著圍裙的渾圓婦人瞪大眼睛看著他。兩人沉默地彼此對視，大概有幾秒鐘之久吧，最後她迸出一句呼喊：「艾德溫！」矮胖女子大聲尖叫，並立刻抱住他。雖然有點憔悴，但這高大軍人的胸膛依然厚實。她緊緊抱住他，緊到他快喘不過氣來，然後鬆手，轉過身去。「孩子的爹，快來啊！你一定不會相信是誰來了，艾德溫耶！趕緊去地下室把我們自己釀的酒拿上來！艾德溫，啊，真是太好了！快快進來，孩子！喔，艾德溫，快來快來！」

伯父從屋內走出來。他看上去比較老了，比艾德溫印象中老。上回見到他，是在艾德溫的老家卡茲胡特，不過那是戰爭爆發前滿久的事，後來伯父一家就搬到漢諾威來了。伯父的眼神一點都沒變，一如往常的炯炯有神，散發出精明的神采，就跟他父親的眼神一模一樣。這項特質遺傳自他們的母親，也就是艾德溫的祖母。祖母有過兩段婚姻，她分別為兩個丈夫各生了一個兒子，先是伯父，然後是他的父親。

艾德溫跟著伯父伯母走進廚房。雷娜站在爐邊，她是伯父的大女兒。「瑪莉，我們家老么，還在回家的路上。」伯母說道，「她去農家搶購糧食。唉，你應該知道為什麼吧？真是悲慘的時代。」

「愛瑟，別說了，」艾爾文伯父打斷了她的話。「時代再悲慘，我們不還活得好好的！先喝一杯再說吧。艾德溫，我的孩子，為你的平安歸來乾一杯。」艾德溫湊近裝了烈酒的杯子，乾了。

不知喝了幾杯以後，家門嘎地一聲打開了。一位年輕女子站在門檻邊，她的眼睛是灰綠色的，留著不甚濃密的長髮，戰時匱乏的物資不但沒讓她顯得瘦削，反倒還出落得玲瓏有緻。

「她回來了！」艾德溫的伯母喊著。「孩子，這是我們家莉亞。你還記得她嗎？在卡茲胡特的時候，你常常扯她的辮子，那時候你還很小，記得嗎？」

雖然艾德溫完全沒有印象，但他還是笑了笑。瑪莉，大家都叫她莉亞，也微微一笑。

生活就這樣日復一日地悄然飛逝。夏天過後，艾德溫在威爾弗（Wülfel）的一家鋼鐵廠找到了工作。威爾弗是漢諾威的一個城區。好運再度降臨在艾德溫身上。這個廠在戰時幾乎沒有受損，現在他們需人孔急，能用的人他們都要。白天，艾德溫在這個廠內拚命幹活；晚上，他就睡在廚房爐灶旁的沙發上。

秋日的某個星期天，第一片落葉剛染上顏色，陽光也在邁入冬日前再度出來露個臉。午餐剛用畢，今天他們吃的是大鍋菜。只有星期日有肉可吃，不過所謂的肉，也不過是湯裡的一點碎雞肉，還有馬鈴薯。飯後，莉亞洗滌碗盤，伯父與伯母進房小歇一會兒。艾德溫在一旁看著莉亞清洗、擦拭碗碟，然後將之收進搖搖晃晃的木製碗櫥裡。「外面天氣很好，我們要不要出去散個步？」他問她，還盡可能裝出一副隨口問問的樣子。

於是他們晃到馬斯湖邊，就是艾德溫抵達這兒那天經過的人工湖。莉亞身穿一件簡單的洋裝，鬆開的髮絲披散在肩膀上；艾德溫則穿著艾爾文伯父的舊衣服，他還沒有屬於自己的衣服。戰爭才結束沒多久，街上商店的櫥窗裡還空空如也，不然他應該可以替自己添點衣裝。

他們沿著碼頭邊走，艾德溫在左，莉亞在右。起初他們鮮少交談，幾乎是無言地默默走著，偶爾四目相對，旋即又尷尬慌亂地移開眼神。

「妳認識卡茲胡特那個老威廉嗎？」為了打破沉默，艾德溫這樣問了她。雖然他也覺得這其實是個無聊的問題，但除此之外，他實在不知道該說些什麼才好。

「常常自言自語的那個人嗎？」

「沒錯。」然後艾德溫講了一則威廉的趣事給她聽。莉亞很用心聆聽，如果艾德溫講到逗趣的地方，她總是會露出笑容。艾德溫看著她笑起來的樣子，她笑的時候會把頭往後仰，然後像很不好意思似的，伸手在嘴前掩著。就像個小女孩一樣，艾德溫這麼覺得。莉亞則仔細傾聽艾德溫用那低沉嗓音說的一字一句，並注視著他那雙綠色的眼睛。有時看著看著，她會失了神，腳一絆，幾乎就要跌跤，但艾德溫總會用他那雙又大又強壯的手牢牢地攙住她。彷彿是個大鏟子，莉亞不禁這樣覺得。

湖邊步道都還走不到一半，時間就已經過了一個小時。莉亞與艾德溫愈走愈慢，好像這樣就可以延長散步時光，或者，讓這趟漫步永不結束。每走一步，他們之間的距離就拉得更近些，遠遠看來，誰都會以為是一對情侶在夏末漫步。有時候他們還會碰碰彼此的小手，就像是不經意發生似的。

他們愈走聊得愈起勁。自艾德溫打破沉默後，話匣子就像被開啓似的，天南地北怎樣都說不完。不是聊那個威廉瘋子，就是談一些能讓莉亞回憶起卡茲胡特童年時光的舊識。莉亞提起，當她仍是個小女孩時，曾摔進艾德溫父母家後方的那條小溪，還差點淹死。艾德溫則說說他在圖林根森林的夜遊探險，還是小男孩的他經常在裡頭迷失了方向。他們東拉西扯，聊了好幾個小時，直到不知該說什麼，也沒有什麼可以說為止。而就在那裡，南碼頭那邊，一個落葉積得厚實、樹木緊鄰而立的地方，莉亞與艾德溫留下了他們之間的第一個吻。

02

六十五年後。九月的一個午後。

艾德溫徹底體悟，他別無選擇了，這時，他只能喝點酒壯壯膽。兩杯黃湯已經下肚，還是三杯？艾德溫從他看電視用的單人沙發椅上站起來，搖搖晃晃地穿過客廳，往走廊而去。他在一個小五斗櫃前猶豫不決了好幾分鐘，電話就放在櫃子上。

「我這樣做真的對嗎？」他一邊自問，一邊望向走廊盡頭的臥房。房門後，她正在睡覺。她是與他共度此生最美好時光的女子。莉亞，他的女孩。艾德溫知道，只要他拿起話筒，他們的生活就會永遠改變了。他的，以及她的生活。

他拿起了話筒。

晚上八點半，我的手機響起。當時我人在柏林的電車裡，正在回家的路上。

「娜迪妮，我是爺爺。」

我一聽到他的聲音，立刻緊張起來，因為他從來沒有這麼晚打電話給我過，我猜一定是有什麼事發生了。

他接著說：「莉亞，妳奶奶，我沒辦法了。」

四周鬧烘烘的，一個街頭藝人在彈吉他，旁邊還有一群大聲交談的觀光客，而艾德溫講話好小聲。「我不行了。」雖然很吵，我還是聽得出他的聲音在發抖。當人強忍著不哭，但旁人覺得他隨時會哭出來時，就會發出那種輕微的顫抖聲。

我愣了好一會兒，說不出話來。我能說什麼？反駁他嗎？安慰他嗎？還是說些言不由衷的謊言？我呆呆地望向車窗外，看路邊的房子在我眼前移動，看著施普雷河（Spree）跟東火車站，但其實我什麼都沒有在看。

「這樣比較好。」我終於吐出幾個字，而且為了要蓋過觀光客跟街頭藝人的聲音，音量還不小，「這樣比較好，爺爺，我們一定可以找到一間適合的療養院的。」

艾德溫沒有回答。他早就把電話掛了。

在漢諾威，離我兩百八十七公里遠的地方，艾德溫站在走廊的小五斗櫃旁痛哭。他在黑暗中站了一會兒，然後就回到臥房，關上身後的伸縮拉門，把襯衫與長褲脫掉，換上他那套洗得泛白的淺藍色睡衣。他不想吵醒莉亞，兩個小時前，她已經服了安眠藥。他在她身旁躺下，聞著熟悉的味道：她的香皂與他的刮鬍水，她與他的混合。我就要失去她了，他還在想著，直到入睡。

回到位於柏林十字山區（Berlin-Kreuzberg）的公寓後，我為自己開了一瓶酒。原本應該要等我朋友雅娜來才開瓶的，但現在我只覺得第一口喝下去感覺很舒服，有鎮定作用。這樣比較好？我在電話裡說的是真的嗎？

我一邊喝酒，覺得舌頭有點乾乾麻麻的，一邊開始自問：什麼是對與錯？什麼才是好的？若要說好或不好，我想，應該早就不好了。這我很清楚。只是天啊，到底是從什麼時候開始不好的？這一切到底是從什麼時候開始發生的？

我捲了根菸來抽。苦思一會兒，試圖在記憶中搜尋一些蛛絲馬跡。想到我仍在讀大學時，有一次帶著蛋糕去爺爺奶奶家。那天，爺爺待在他們租的市民農園裡，只有我跟奶奶在家裡喝咖啡、吃蘋果派、話家常。我要離開時，奶奶突然塞了一堆錢給我，數目比平常多很多。

「謝謝奶奶，可是這樣會不會太多了？」

她很尷尬地笑了。「這是我最近在浴袍裡發現的啦，我完全忘了我有藏錢這回事。」她有藏私房錢的習慣，這聽起來很正常，所以我壓根沒有多想。然後我們就一起大笑，覺得有人忘記自己藏了五百歐元，後來發現錢竟還像小孩尋到寶一樣開心實在很好笑。

「不過，不要跟妳爺爺說喔，」她說。「妳也知道，男人不用什麼都知道啦。」

我點點頭。我絕不會跟爺爺提半個字，為什麼要說呢？奶奶只是搞錯放錢的地點而已，這不是誰都可能會有的事嗎？然而，是不是那時候就已經開始有點不對勁了？

門鈴響，雅娜來了，和我一起坐在分租公寓的廚房裡。紅酒的味道不錯，我又倒了第二杯。今天的我不怎麼說話，不過雅娜很了解我。

「妳還好嗎？」她小心翼翼地問。

「我爺爺奶奶要分開了。」我說。而後沉默，再給自己一杯酒。

「為什麼？」

「我奶奶失智了。」真是難以下嚥。不是酒，而是我說的話。

「她從什麼時候開始生病的？」雅娜問。我想到那筆錢，那筆奶奶忘了自己藏起來的錢，還有某個下午我去找她，她竟然搞錯我的名字，除此之外，恐怕還有好幾百件我沒有看見的小事情，或者，是我不想看見的小事情？

「我不知道。」我回答。

整個上午，艾德溫都窩在他的單人沙發上。他覺得很累，有種近乎舒適的嗜睡感。他今早才吞下的安眠藥煩寧（Valuim）正在發揮藥效。自從他十年前心肌梗塞發作過後，醫生就開了這藥給他，以備不時之需。不過他已經有好幾個月沒吃了，如果需要，他最多也只吃半顆。不過今天，他告訴自己，今天得吃一下。他剛剛才吞了一整顆下肚。

自從他做了決定，到現在已經過了兩個星期。在這段期間，他根本不敢回想關於他打電話給孫女的那一天。如今，他正聽著莉亞的兒子豪斯特與他太太在裝箱的聲音。莉亞要搬家了，搬進老人療養院。他只跟豪斯特夫婦短短打聲招呼，冷淡地握了握手，說聲「莉亞在廚房」，旋即埋進他用報紙築起的堡壘裡，不想再理會他們。艾德溫不想看見他們翻箱倒櫃，尤其不想看到他們打包莉亞的東西。說到底，搬家，還有這一切，對他來說都發生得太快了，他根本還沒有準備好。他無法承受莉亞的離開，不能想像沒有莉亞的生活。

早上看護小姐才來過，幫莉亞洗了澡、換過衣服。「今天是最後一次出勤。」看護紀錄上這樣寫著。「阿爾女士對整體狀況的掌握不是很明確。她一面說她即將搬進療養院，一面又說她會在這個公寓住到年底。」看護小姐待了半小時，然後艾德溫跟莉亞單獨在廚房喝咖啡。一個微笑。她的微笑。五分鐘的幸福。儘管現在變成這樣。

「她到底走了沒？」她問他。

「誰？看護小姐嗎？」

「我說你的女人啦！」

艾德溫閉了一下眼睛。又來了，閉嘴！他在心裡想。拜託。

「莉亞，哪個女人？這裡只有我和妳啊。」艾德溫微笑，溫柔地伸出手去握住她。因為風濕與關節炎的關係，她的手腫得很厲害。「只有我和妳，一直都是這樣。」

「你騙人！我明明有看到她，你的女人！我還看到她坐在你的膝上！你以為我沒看到，你以為我不知道，她……」

艾德溫不想再聽下去了，不想再聽她胡亂謾罵。他站起來，走開，帶著咖啡跟報紙回到他的沙發上。每次都這樣。之後他就一直坐在那裡。他聽到莉亞的兒子用他自己的鑰匙開門進來，艾德溫張開眼睛，短短打了個招呼，又閉上眼睛。他聽到他們打開櫃子、關上櫃子、打包行李箱。

他一定是什麼時候睡著了，煩寧發生作用了。

「艾德溫，我們準備好了。你要跟她道別嗎？」

豪斯特的聲音聽起來好遙遠。

「不要。」艾德溫說。他繼續閉著眼睛，把不想看的東西都隔絕在外。他看不下去。他閉著眼睛，把腳翹得老高，半躺著，看起來好像很放鬆的樣子。只有他的雙手洩漏了一切，他的手正緊緊抓住椅子扶把，試圖撐住自己。豪斯特在門邊猶豫了一下，想讓艾德溫再考慮考慮。但艾德溫不肯再開口。豪斯特嘆了一口氣，「好吧，」他說。然後提起腳步，把放在臥室的行李抬出來。他們把行李與各種箱子一件一件搬到門外，艾德溫還聽到輪椅從他房門前推過的聲響。不發一語、沒有停留。莉亞經過的時候，艾德溫睜開雙眼，瞥向門邊。「莉亞……」他低喃。有那麼一瞬間，他很想從椅子上跳起來，攔住她。他很想告訴她，他愛她，他真的不想這麼做。不過艾德溫找不到半句話可說，最終他還是保持沉默，再度閉上了眼睛。

等門砰的一聲關上後，他開始哭泣。不是那種無聲的流淚，艾德溫著著實實哭泣著。他時而癱軟地坐在那兒，時而繼續啜泣。斷斷續續幾個小時下來，直到他睡著、天都黑了為止。艾德溫就這麼睡在沙發上，整整一夜。走廊盡頭，離沙發只有十一步之遙的臥室裡空無一人。艾德溫不想躺在沒有她的床上。他們的床，他們共有的床，仍然縈繞著她與他的味道。他就是沒有辦法睡在那上頭。

03

柏林火車東站，我坐在往漢諾威的火車上。一個星期以前，我爸爸和他的現任妻子把莉亞接走了，她已經在位於漢諾威拉琛區（Laatzen）的療養院住了一星期。事情發生後，我才從電話中得知這一切，而且是昨天才知道。「為什麼你們之前不跟我說？」我問。

「因為療養院突然有一個床位空出來。」我爸爸解釋。「而且妳在柏林啊。」

我已經在柏林住了三年，回漢諾威老家的次數一年比一年少。起初我每兩個星期回去一次，不久後變成一個月一次，最後則不定期。而且每次回去都有一大堆更重要的代辦事項，想探望爺爺奶奶，就得等到剛好有時間，也把朋友跟爸媽都搞定以後才有可能去。

火車在柏林史班道（Berlin-Spandau）站停留時，我在心中譴責了一下自己。我良心不安，因為自己沒有多探望爺爺奶奶。在我的生活裡，我自己的問題總是比他們的重要。「她從什麼時候開始生病的？」雅娜問我，而我始終無法確定答案。

不過我知道，情況很嚴重，早就惡化到很嚴重的地步了。我知道，奶奶曾在客廳看到動物，大部分看到的是貓，有時候則是老鼠。我知道，她確信對面鄰居請的修屋頂工人連半夜也在工作，因為她曾親眼目睹。我也知道，某次她跌倒以後，聲稱自己是被搶了。她還說，不久前，有一群土耳其青少年在她家那條街上喝酒，而且就站在他們家客廳窗前。然而我心知肚明的是，這些事沒有一件是真的，一件都沒有。

「列車即將抵達狼堡（Wolfsburg）站。車上所有服務人員在此跟即將下車的旅客道別，德國鐵路感謝您的搭乘。」

為什麼我什麼都沒有做？為什麼我只是袖手旁觀？為什麼我讓它這樣一個月一個月過去，每次去探望都視而不見，讓事態愈來愈嚴重？而我上次去探望他們，也已經是幾個星期前的事了。

那時是夏末時節，某一天，奶奶的狀況其實已經很不好了。我跟莉亞奶奶並坐在餐桌旁，我倒著咖啡，爺爺去麵包店買蛋糕。我看到他要出門時，臉上浮現了小小的竊喜。幾個月以來，莉亞的身體愈來愈不好，幻覺與妄想的症狀愈來愈誇張。

對艾德溫爺爺來說，這棟公寓已經快要變成一座監牢。他的臉色蒼白，而且日益消瘦，在六個月之內就瘦了五公斤。

我跟奶奶閒聊天氣，瞎扯一些無關緊要的東西，這樣她才不會太累。剛開始一切都沒問題，很正常、很美好，直到某一瞬間，那個讓我永生難忘的瞬間，奶奶的臉色突然大變，眼神轉為僵直，嘴角也往下鬆垮。

「我好怕他。」她在我耳邊小小聲地說。

我一時間沒有搞懂她的意思，也不知道她在說誰。

「怕誰啊？」我問。

奶奶沒有回答。她只是定睛看著我，用那種呆滯、充滿恐懼的眼神直勾勾地看著我。雖然我真的不想這麼做，不過我還是問了。

「爺爺嗎？」

「他是一個非常可怕的男人。」

我想要反駁，說些爺爺明明就是她最愛的人，她根本沒有理由怕他之類的話。不過話還沒說出口，我就看到艾德溫站在門邊，手捧著蛋糕。他緊緊抿著雙唇，肩膀高高聳起。無助，但硬撐著。我爺爺，他親眼見到我奶奶，他深愛的女子，竟然那麼怕他。

幾個小時之後，奶奶先睡了，我跟爺爺到廚房裡坐著。我坐在那個可以背靠長型暖氣管的板凳上，爺爺則坐在儲藏室旁的桌子邊。這情景跟以前一樣，我小的時候，我們常常這樣坐著：爺爺坐在通往餐廳的門邊，我坐在暖氣管旁，奶奶則在爐子邊忙來忙去。我一邊隨意聽他們說話，一邊等奶奶煮好我的奶油番茄肉丸麵。我每個星期都會去爺爺奶奶家，有時候我每天都窩在那裡，甚至過夜。我爸媽離婚了，兩歲的時候，我爸就因為另一個女人離開我跟媽媽。從此，爺爺奶奶成為陪伴我的人，如果媽媽沒空，或是得去工作，他們就會撥出時間陪我。每次在他們身邊，我就能找回那種在別處沒有，但又讓人想念得緊的感覺。真有療癒效果。我一直以為，這個地方會永遠存在。這個充滿家庭溫暖的所在。

真的，我真的以為這裡會永遠這麼溫暖，總是這麼充滿愛意，我以為兩個相愛的人能讓這裡一直保持著溫度。不料到頭來只有暖氣還是熱的，連爐子都變得冰冷，因為現在餐點都委人外送了。而我奶奶也不再是那個處處關心我，為我悉心準備食物，並能從我眼裡讀出願望的奶奶。我已經不再是小孩，需要仰賴爺爺奶奶的照顧了，我已經長大。現在角色互換，該是我照顧他們的時候了。

我站起來，從櫃子裡拿了兩個玻璃杯，倒了點酒進去。和爺爺兩人無言地對飲。這幾分鐘裡，我們都保持著沉默，但我的腦袋裡卻狂飆紛亂。我甚至感到害怕，這麼安靜，我腦中的想法會不會被聽到：我可以這樣想嗎？我可以說嗎？我可以干涉嗎？妳不是那個等著吃碎肉丸的小小孩了，我自己這樣無聲地告訴自己。我別無選擇，我必須這樣做。話說出口前，我深深吸了一口氣：「不能再這樣下去了，她得住進療養院才行。」

艾德溫小啜了一口杯中的白酒。穆勒・圖爾高（Müller-Thurgau），他們喝了三十年的葡萄酒品種。「我不能離開她。」他邊說邊搖搖頭。

「可是，爺爺……」

「不行。」他的語氣聽起來很強硬，而且眼神堅定。他讓我無從反駁。「我答應她的。」他說，又喝了口酒，笑了笑。聽起來好不真實。「答應她相守到老，無論甘苦，至死不渝。」

漢諾威總火車站。來往人們行色匆匆，我奮力撥開人群，衝下樓梯，直走，搭手扶梯上樓，奔向開往拉琛的一號電車。坐在車上時，我回想起那天晚上的爺爺，想起他話語中透露的決心，以及那種絕對會貫徹到底的意志，不惜任何代價，「我答應她相守到老，無論甘苦，至死不渝」。現在他卻改變了主意，這改變，一定讓他很不好受吧？

瑞希海姆街一號。排列在右下方的門鈴上寫著阿爾／史瑞斯特希／路德維希。我連按了三下，那是我們慣用的信號，這樣他就會知道是我。等了超級久，公寓大門的開門鈴才響起。不好，我想。等我爬沒幾階上了樓，看到艾德溫已經站在門口，被自己的陰影所籠罩著。他穿著一套髒兮兮的愛迪達運動服，頭髮也亂糟糟。我記憶中的爺爺一向穿著套頭毛衣、襯衫，打著領帶，顏色也總是搭配得宜。我向前擁抱了他，聞到一股酒味。

「你還好嗎？」詢問的同時，我覺得自己問了一個又蠢又沒意義的問題。他能說什麼呢？好在他的反應完全合乎邏輯：他搖了搖頭。

「我去煮咖啡。」我一邊喊，一邊從他身旁擠過，沿著漆黑的走廊往廚房跑去。我早就料到會很慘，但沒想到會是這般境況。整個廚房簡直像戰場一樣，洗碗槽裡的髒碗盤堆得像山一樣高，櫥櫃裡的麵包也早發了霉，倒牛奶進咖啡前，我才驚覺牛奶已經酸掉。我端了一杯沒加牛奶的咖啡給爺爺，把髒碗盤放進洗碗機裡，還清了一堆爛掉的食物殘渣。

等我清理完畢，轉身環顧了一下廚房。爐子、乾淨的洗碗槽、廚房餐桌、冰箱。等一下！我調轉目光，回到廚房餐桌上，那堆雜誌下面。我走到桌旁，把《女性明鏡周刊》（*Frau im Spiegel*）推到一邊。在這裡，白紙黑字地寫著我好多疑問的答案：看護記錄。我猶豫了一會兒，然後就愈來愈快速地翻閱下去。

二〇一〇年四月二十一日上午七點五十分

阿爾女士今天很友善、很健談。她交錯談著不同時空的事情，我確認她失智的症狀，同時她也會因日常生活細節而分神，想吃早餐。通常都是她的伴侶路德維希先生幫她準備的，她說。

二〇一〇年五月二日晚上七點

阿爾女士今天白天的時候跌倒，右眼瘀青血腫。

二〇一〇年五月二十日上午八點

阿爾女士今天出現幻覺症狀。她說，半夜有一個身穿黑衣的女子前來找路德維希先生，她因此深受打擊。

二〇一〇年五月二十一日上午八點四十五分

路德維希先生深受阿爾女士的幻覺症狀所困擾。看護工作如常。

二〇一〇年六月四日上午八點三十分

今天費很大的力氣才將阿爾女士從臥床狀態轉為站立行走，因為她的運動機能不良。照料工作完畢後，我將她以坐姿從廁所馬桶移至沙發上。

二〇一〇年六月五日上午八點三十分

路德維希先生感覺整體狀況對他本身的負荷太重，可能需要更多支援。

二〇一〇年七月十四日上午九點

看護工作如常進行。為阿爾女士擦澡、更衣。路德維希先生準備早餐。

二〇一〇年七月二十四日晚上六點十五分

阿爾女士抱怨腳痛，她今天的精神狀態非常錯亂，無法適當地用字遣詞。

二〇一〇年八月四日晚上六點二十分

今天阿爾女士的精神非常混亂。不斷述說她害怕的東西，包括一些動物，以及路德維希先生。

二〇一〇年九月五日晚上六點三十分

阿爾女士頭暈，今日整天待在床上。有幻覺症狀。一切如常。

二〇一〇年九月七日上午九點

阿爾女士與路德維希先生昨夜睡得很不好。路德維希先生已經沒有辦法應付目前的狀況，決定跟阿爾女士分開生活。阿爾女士無法掌握整體狀況，時常有幻覺。

最後一行字在我眼裡變得模糊。我到現在才能慢慢體會，跟我奶奶一起生活意味著什麼。二十四小時待在她身邊，忍受她給人的陌生感、她的恐懼，情況還一再惡化，每況愈下。

「娜迪妮？」

我覺得自己像是被抓個正著似的，好像讀了什麼不該讀的東西。我迅速把紀錄重新塞進那堆雜誌下面，用毛衣的袖子隨意擦擦眼睛。可惡，睫毛膏都糊了！

「馬上來，我去一下洗手間。」

沖沖冷水真好。我伸手從有著馬斯與莫利茲（Max-und-Maritz）圖案的掛鉤上拿毛巾時，看到牙膏蓋是開的。艾德溫忘記蓋牙膏蓋了。我咬了一下嘴唇。日日夜夜，每天都是奶奶幫他擠的牙膏，擠了三十九年之久，直到最後。如今莉亞不在了，牙膏也變乾了。

「娜迪妮？」

「我來了。」

喝著沒加牛奶的溫咖啡，我們一起坐在他的小房間裡。艾德溫問起我的工作、我男朋友、我父母，還有他們的狗。我們花了半個小時聊這些，什麼都聊，就是不提起她，其實我很想知道他到底好不好，我也很想跟他說，我現在可以了解他的感受，即使只有一點點，不過我說不出口，我就這樣坐著，瞎扯些無關緊要的瑣事。然後他說了：

「我真的沒想過要離開她。」

「我知道，爺爺。」

「可是她恨我！她會在一大清早五點鐘把我叫醒，只是要問我，我的女人走了沒。」

「我知道，爺爺。」

「再怎麼樣我也只是一個人。」

「我知道。」

「我很想她。」艾德溫哭了。我從來沒有看過我爺爺流淚，即使多年前他兒子死於心肌梗塞，我們一起參加了葬禮，他也沒有哭。我爺爺從來不哭。

「我們可以一起去看她……」我有點手足無措地說著。「又不是完全結束了。」

「我沒有辦法再去見她！」

「為什麼？」

「娜迪妮……」

周遭瞬間寂靜了片刻，然後他就崩潰了。「他媽的，去你的，我不要再這樣了啦！」艾德溫整個人情緒崩潰，他哭得涕泗縱橫，額頭上的青筋猛爆，好像所有的恐懼、痛苦、悲傷與憤怒，都在這時一口氣傾洩了出來。他憤怒，對莉亞的病大為光火，因為他完全無法掌控，也無法了解那個病。他也對自己的脆弱生氣，因為那讓他無法繼續待在她身邊。他往空中揮了幾拳，像樂團指揮做最後的漸強音結尾般，然後他整個人縮成一團，用帶著哭調的聲音問說：「我現在該怎麼辦？我以後該怎麼辦？」

接著又說：「總有一天妳再來的時候，會看到我已經上吊死掉了！」

「爺爺！」我大叫。他這樣讓我很害怕。

「爺爺，爺爺啊……」他作勢叫我閉嘴。

他再度爆跳起來，雙手胡亂揮舞，最後一掌打在大理石桌面上。頂著一頭亂髮、歪斜的眼鏡，他用哭紅的雙眼看著我。

「法力再高超的神或上帝或皇帝或羅馬君主都救不了我們，能把我們從苦難中拯救出來的只有我們自己。」

「這是什麼？」我問。也暗暗自忖，會不會連艾德溫也瘋了。

「無產階級國際主義。」

我笑了出來，不是故意的，不過我不笑不行。我八十九歲的爺爺現在坐在這裡，還引述了無產階級國際主義的話語。那已經是社會主義的老骨董了。我們對看了一會兒，微微笑了笑。

「我累了。」艾德溫突然說。

「那就睡吧。」我說。「我在這裡。」

爺爺累癱在他的單人沙發上，眼睛半閉著，昏昏沉沉，有時還發出呻吟與嘆息聲。他不知不覺睡著了，他的鼾聲傳到我的耳中，還有時鐘的滴答聲。我問我自己，在三十九年後突然變單身，那會是什麼感覺？我現在二十九歲，爺爺八十九歲。對我來說，分手並不是世界末日，一段時日之後，就又會有新的戀情。但我爺爺並不想要新的，他想念舊情，他要他所熟悉的。

我試著去想像那是什麼狀況，也努力去感受那是什麼心情，可是我發現那很難揣摩。

時鐘單調的滴答聲讓我也昏昏欲睡。我閉上眼睛打起瞌睡，然後聽到他小小聲地說：「昨天夜裡我醒來，把手往她睡的那邊伸去，才又突然意識到，她已經不在這裡了。」

04

艾德溫覺得很冷。毛毯的料子很扎人，長度又不夠。艾德溫拉來又扯去，就是沒辦法蓋住全身。他必須決定讓腳冷還是讓胸膛冷。艾德溫把毯子拉高，讓腳暴露在冷空氣中。

七個月以來，他就睡在這裡，伯父家的廚房，漢諾威海蓮娜街四號的公寓，二樓左邊那戶。他一直睡在爐子旁邊的小沙發上，從沒覺得暖過。冷風總從另一邊的窗户鑽進來。

一九四五年的冬天是戰後第一個冬天，日子過得非常辛苦。大家天天談論著死亡，到處都又有人死去。有些人在自家受凍，老先生老太太死在自己的床上，也有人在家裡餓死，因為沒有力氣出門張羅食物。

艾德溫很幸運，向來都很幸運。當然，他們家跟其他人一樣，取暖用的柴火不足，食物也匱乏，但至少他們不用整天挨餓。而且，就算讓艾德溫一星期吃七次蕪菁甘藍菜湯，或是雖有糧票卻領不到半點木炭，他也無所謂，畢竟更悲慘的狀況他都經歷過了。現在的他戀愛了，挨餓受凍又有什麼關係？

艾德溫再度把毯子往下拉，否則腳會太冷。他聽到腳步聲，她又溜過來了。他默默掀開毯子，莉亞也迅速鑽了進來。她熱熱的身軀依偎在他身邊。「小女孩，妳跟剛煮好的馬鈴薯一樣熱啊。」艾德溫說。莉亞咯咯笑著。

自從那個夏末的某日，他們倆在馬斯湖南碼頭接過吻後，她開始會在半夜偷偷溜過來。她每晚悄悄掠過姊姊的床邊，躡手躡腳地經過父母的房門，再小心翼翼地打開廚房的門，不能太快也不能太慢，否則門會嘎吱作響。

有一次她差點被愛瑟抓包。愛瑟就是莉亞的母親，艾德溫的伯母。那次，莉亞剛從父母的門前經過，只差一點點就來到廚房艾德溫那邊了。她正要進去時，卻聽到媽媽說：「莉亞，是妳嗎？」愛瑟向來很淺眠，這些年的戰火與空襲讓她睡得更不好。她打開床頭燈，一眼看到被逮個正著的女兒，「艾爾文！」她粗魯地搖晃著丈夫的肩膀驚呼。「艾爾文，你看看莉亞跟艾德溫兩個，想點辦法吧！」艾爾文嘴裡咕噥了兩聲，翻過身去。

「莉亞，妳要去哪裡？」

「我只是想去倒杯水喝。」莉亞說。而疲累不堪的艾爾文則毫不懷疑地相信了她。或者，決定相信她。

「看吧，愛瑟，」他說，「人家只是要去倒杯水喝。繼續睡吧。」

愛瑟才不信她女兒半句。她早就察覺到這兩個年輕人之間不太尋常，她看到艾德溫與莉亞互相交換的眼神。沒有人能騙得過她，因為她是一個母親，而母親總是一切都了然於心，所以愛瑟就是知道。「只要他不會讓妳不幸福。」幾天後愛瑟這樣跟莉亞說，「只要他在跟妳結婚前不會讓妳懷孕。」她這個小女兒已經懷孕過一次了。曾經有另外一個年輕男子讓她的小女兒陷入不幸的深淵裡。當然，他其實是很有誠意的，還曾親自前來求過親。那位年輕士兵名為艾瑞希，戰時，他在返鄉探親兩個月的期間認識了莉亞。但他重回戰場兩個月後，莉亞便接到他陣亡的消息。當時她的莉亞還不到二十歲，孩子沒有了爹，要做為一個單親媽媽，她又實在是太年輕了。所幸老天保佑，肚子裡的孩子自己沒了，才不到四個月大。只是現在，第二次，這位母親清洗著手上的肥皂泡沫時想著，再一次就不會這麼幸運了。

艾德溫緊緊摟著莉亞。他知道，不能再這樣下去了。總有一天愛瑟會發現，或被艾爾文知道？老天爺，如果艾爾文知道他女兒常常在他這兒，不知會怎樣？跟他在一起，還沒有結婚！

艾德溫暫時拋開腦中的念頭，跟莉亞靠得更緊了。他的女孩。他都這樣叫她。而她那時的確也還是個女孩。他的女孩，他的莉亞。每天晚上，艾德溫從鑄鐵工廠下班回來時，她就已經在等著他。每個週末他們都一起度過，他們喜歡去跳舞。莉亞的舞跳得很好，而且她不是那種喜歡主導舞步的女孩。她不像城裡的女孩那樣，她總是讓舞伴帶領著她飛舞。而艾德溫總是讓她轉圈圈，一直轉一直轉，轉到她的裙襬隨風飄揚。

他們也會一起去看電影，用他的工資支付兩人的費用。電影院就在幾條街外不遠的地方，叫歐洲皇宮。他們常坐在很後面，倒數第二排，看著美國片。片子常放映得七零八落，影音不太同步。「艾德溫，」影片要開始播放時，莉亞說，「英文發音耶，可是我又不會英文。」

「啊，小女孩，我也不會啊。」燈光暗下來後，他牽住她的手。

他們還會去散步。每個星期天都漫步到馬斯湖邊，跟他們的第一天一樣。下雨的時候，他們就放開步伐奔跑，跑到樹下擠著躲著，但那一點也無助於避雨，因為樹葉早就掉光了，只剩下光禿禿的枝椏。

艾德溫很幸福，深深覺得幸福，真的。但他無法放任自己全心全意地品味這份幸福，因為有一些事在他心頭纏繞煎熬著，在他內心深處，不時會浮現不安的感覺。那種刺痛與拉扯，總在他不設防時無預警來襲。良心不安。馬斯湖畔的那個秋日過後，這感覺就悄悄進駐心頭。艾德溫沒跟莉亞吐露全部實情，他跟她聊童年、說青少年時期，跟她講他的共產黨爸爸阿諾與表哥霍斯特，也聊那個總是喃喃自語的瘋子威廉，還有他朋友菲茲，他天南地北什麼都聊，就是絕口不提那個她。說不出口。那是他的祕密，他不安的良心，他內心深處的刺痛與折磨：英嘉。

每天夜裡，莉亞來到他身邊時，艾德溫就在心裡打定主意，今天一定要告訴她。不過到最後，往往還是以沉默收場，因為不說比說容易多了。而且他很害怕，如果莉亞知道了，說不定會離他而去。

「艾德溫，怎麼了嗎？」有時候她會這樣問，因為他又恍神了。最近散步時，他也一副心不在焉的樣子。

「沒有啊，」他回答，「會有什麼呢？」

「艾德溫，時間會沖淡一切的，你看著吧。」喔，莉亞，她以為是戰爭的殘酷經歷在折磨著他。

艾德溫嘆了一口氣，感覺莉亞的皮膚在他手中的溫度。不是，跟那個無關。他得告訴她了，不是明天，也不是後天，而是現在。

「莉亞，」他輕聲地呼喚，同時也把兩人的手握得更緊一些。

「嗯？」

「為了我們兩個好，我有些話必須告訴妳。」

然後艾德溫開始娓娓道來一切。

事情得從舞蹈教室說起，那時他才十七歲。在餐館旁那個舞蹈大廳裡，他穿著自己最好的一件襯衫，兀自站著。附近不遠處就是足球場，他時常跟他的死黨卡爾、菲茲與漢斯在那兒踢球。如果可以選擇，他寧可去跟他們踢球。不過這由不得他。

「你得去上社交舞課，」他爸爸說的。「該是時候了。」然後還跟他眨眨眼。「你會喜歡的，孩子，不信你試看看。」

但是艾德溫一點都不喜歡。他穿上舞鞋，覺得自己看起來很可笑，而且他一天到晚踩到女孩子的腳。

「來，」女老師邊拍手邊說，「現在，各位先生們，交換舞伴。」拜託不要，艾德溫還這麼想著時，她就已經站在他面前了。一個高高瘦瘦的女孩，有著深色頭髮和藍眼睛。艾德溫認得她，她是英嘉，佳陶德與魯道夫的女兒。他們有一間店舖，在鎮上也算是小有名望的人家。「能請你跟我跳舞嗎？」英嘉問他。當然可以。

此後的兩年，他們倆走得很近。英嘉與艾德溫，整個村鎮的人都知道他們的關係，包括他們的父母。「真是登對的佳偶。」媽媽們說。「真有魅力的女孩。」爸爸們則這樣讚嘆。

然後，來到一九四〇年的冬天，第一場初雪才剛下不久，艾德溫收到入伍召集令。那時艾德溫十九歲，英嘉十八歲。在小鎮的最後一夜，他對她說：「英嘉，等我從戰場回來，我就跟妳結婚。」

其實艾德溫跟英嘉求婚時，心裡想的不是婚姻，他並不是想著有朝一日要跟她步入教堂，也沒有想到孩子，甚至共同的生活。艾德溫滿腦子只有戰爭，以及不知能不能活著回來的念頭。他想到恐懼，想到死亡，所以艾德溫問英嘉是否願意成為他的妻子，只是因為他需要一些可以期待的理由，一種對戰後生活的憧憬以及希望。這才是他求婚的原因。為此，他給了英嘉這樣的承諾。

艾德溫告解完畢。莉亞默不作聲，她沒有轉身就走，沒有站起來回她房間，沒有對他大吼大叫，她只是不說話。一分鐘、兩分鐘、三分鐘。

「艾德溫，你想跟她結婚嗎？」

「不想。」

「那你必須跟她結婚嗎？」

他嘆了口氣。

「我不知道。但我必須回家去，莉亞。我得出面解決，我要回卡茲胡特一趟。」

她再度靜默下來。一分鐘、兩分鐘、三分鐘、四分鐘。

「那如果我跟你一起回去呢？」

05

電話鈴聲響起時，艾德溫還躺在床上。自從莉亞不在以後，他從沒在十一點前起床過。以前他早上五點鐘就會到信箱那兒拿報紙，現在所有事都被他堆在一旁。自從莉亞不在以後，他就再也不能一覺到天明。電話響了第二聲，艾德溫穿上放在床前的室內鞋，一隻黑色一隻咖啡色。自從莉亞不在以後，什麼都不對勁，沒有一件事情弄對。全都亂了套，連拖鞋都亂七八糟。電話響第三聲。

「等一下，」艾德溫喊著，好像電話可以聽懂他說的話，或是電話那端的人知道還要過一會兒他才能來接電話。「等一下，我來了啦。」他的聲音聽起來頗沙啞，像是很少開口一樣。過去這段日子，他真的不太常說話。隔壁鄰居每天來按一次鈴，問問他是否安好，有沒有什麼需要幫忙買的。除此之外，艾德溫都是一個人在家，跟他自己還有他腦中的左思右想待在家裡。另外跟著他的，還有他心中的渴望，以及不安的良心。第四響。艾德溫腳趿著拖鞋穿過走廊。第五聲，第六聲。

「我是路德維希。」電話那頭卻沒有人出聲。

「喂？」他正想掛掉電話時，卻聽到她說話。

「艾德溫，是我。」他倒吸了一口氣。

「莉亞……我的女孩，」他說，用幾乎像耳語般的音量喃喃。聽到她的聲音，真好。

「你什麼時候要來？」莉亞問。

艾德溫想好好回答她，想告訴她，其實不久前他本來要去看她。那天出門前他曾精心打扮，穿上她最愛他穿的格子襯衫，鬍子刮得特別乾淨，還抹上艾瑞斯・莫斯（Irisch Moos）牌刮鬍水，然後穿了大衣、帽子，拄著拐杖等計程車來接他。但就在等待計程車前來的這幾分鐘之內，他突然對再度見面這事生起了恐懼之心。他害怕，莉亞在那兒會不會很不愉快？會不會看起來垂頭喪氣、一副很虛弱的樣子？在他們倆的相處模式裡，大多數時候莉亞都是比較堅強的那個，即使在她深受關節炎的疼痛折磨時，也依然堅強。但如果她現在換了個徹底無力的樣子，叫人如何接受？又如果見面時她對他發火，指責他拋下她一人不管，他該怎麼辦？

等計程車司機真的來按門鈴時，艾德溫就已經知道，他不想去了。他去不了。心中的恐懼是那麼巨大，罪惡感是那麼深重，因為他沒有遵守他的諾言。

他好想跟她訴說這一切的一切，更想告訴她，他是多麼地想她。不過他的聲音，好幾天沒開口的聲音，讓他說不出話，根本無法從唇間迸出隻字片語。「莉亞……我的女孩，」他又說了一次，而這也是他僅能說出口的話。他們兩個就這樣沉默了好幾分鐘，雖然彼此靜默不語，但艾德溫心中是歡喜的，感覺又找到了彼此。他沉浸在電話中無言的幸福感裡。

突然間，電話那頭傳來窸窣的雜音，一個陌生的聲音傳來。

「路德維希先生，我是護士莎賓娜。是阿爾女士說要打電話給您的。」

「喔喔，是喔。」艾德溫這時突然鼓起他生平最大的勇氣。「那麼，請您告訴她，我就來了，」他說。「馬上就來。」然後掛掉電話。

我去接他的時候，他已經在走廊上坐著，準備好隨時可以出發。他穿好夾克，一隻手扶著拐杖，另一隻手拿著要帶去給她的照片。照片裡有滿滿的回憶：莉亞在一個休息站，站在新車前面，那是一輛土耳其藍的福斯 Golf 自排車，而她穿著皮草與白靴子，靠在引擎蓋左邊擺弄姿勢。爺爺把這張照片從一本相簿裡撕下來，上面還有碎紙的痕跡。他用綠色簽字筆在照片上寫了「它的第一天」，直接寫在車子上。另外一張照片捕捉到的畫面則是莉亞跟艾德溫坐在他們家市民農園裡的一張長凳上，兩人坐在花園右後方小角落的棚子下面，就在他們架高儲藏的美酒旁。這個小農園離他們住的公寓不遠，緊臨湖邊。下一張照片拍的是莉亞在農園旁那座湖中的情景，她身上套著艾德溫買給她的游泳圈，因為她不會游泳。他總是用一條繩子綁住泳圈，這樣她才不會漂太遠。

「我遲到了嗎？」我問。

「沒有。」

「那你從什麼時候開始坐在這裡的？」

「啊，坐了一會兒。」我懷疑地看著他。

「可能有一個小時吧。」

車開往療養院的途中，他都靜默不語。他嫌廣播的音樂太吵，索性把它關了，並一再伸手去摸摸他的老先生手提袋，確認是不是所有的照片都帶齊了。過了一會兒，又覺得安全帶太緊、陽光太刺眼。

莉亞住的療養院到了，那是一棟好幾層樓高的水泥建築，坐落在一堆水泥樓房之間，位於一個混合高樓與工業廠房的區域。同一棟建築裡，五樓是勞工局，二樓是老人院。我們進了電梯，按了樓層按鍵。門自動打開後，我們踏了進去，卻沒人來接應，有點不知如何是好地站在那裡四處張望。後來我問了一個身穿白制服、手裡拿著成人紙尿布的小姐，問她我祖母住在哪個房間。阿爾女士在休憩室裡，這位小姐迅速回答後就匆匆走了。看來有人急著要用那片尿布。

我們沿著一條昏暗的走廊，循著看護小姐說的方向走。走廊的一面牆上掛著一千片的拼圖風景畫，能完成這種拼圖的人，時間一定多得不得了。一幅幅拼圖之間，還交錯掛著一些貓狗海報。休憩室裡放著一張大桌子，桌子周圍停了許多張輪椅。收音機裡的節目胡亂播放著，一隻鸚鵡在籠子裡嘎嘎叫，沒有人說半句話。

我很快就找到了我的祖母：她在輪椅上縮成一團，兩眼放空無神，坐在桌子最那頭的邊上。她穿著一件淡紫色毛衣，肩膀的骨頭在毛衣下清晰可見。看起來好衰老，我心裡想。兩個星期前她就已經這麼瘦弱了嗎？或者，是內心的良心譴責扭曲了我的目光呢？她的兩頰一直都是很豐腴的，如今卻瘦削了下來，下垂的眼瞼遮住了睫毛，而那雙無事可做的手正擱在膝蓋上顫抖著。我抬頭看了一下爺爺，他也在一群輪椅中找到她了。從他的臉上，我讀到他發出跟我一樣的疑問。

祖母的眼光瞥向我們，兩眼立刻綻放光芒。「喔，太好了。」她說，微笑著。我快步穿越那群輪椅陣，跑向她，抱住她。她也緊緊地抱著我。「奶奶。」我們又摟又抱，相視而笑，完全沉浸在兩人的世界裡。她等著我們，天天在等我們來，日日想念著我們。莉亞並沒有說出口，但她的喜悅、她擁抱我的方式說明了一切。

然後，她的目光越過了我，落向站在我後頭有點距離的艾德溫身上。艾德溫緩慢、猶疑地走向她。他在她面前站定後，先是看了她一下，隨即目光又往下垂。而後，有點笨拙無助地把手伸向她。「嗨，莉亞。」他的語氣僵硬，好像第一次約會的青少年一樣。莉亞伸出手握住他。「艾德溫。」莉亞說。她笑了，然後他也笑了。

她帶我們去參觀她的房間。一只衣櫥、一個床頭櫃，還有一張床，就這樣。只備有生活基本所需，沒有一件私人物品。床頭上方的牆面掛著我的照片，包括我小時候的照片、少女時期的照片，還有我跟我男朋友的合照。那是不久前還掛在她家客廳牆上的。她常說我是她唯一的孫兒，她的陽光，而現在，我則是她在這裡僅有的個人印記，是這房間內唯一能與另一邊區分的符號。莉亞並沒有單獨的空間，她和另外一個臥病在床的婦人共用這個房間。那婦人一樣擁有一只衣櫥、一個床頭櫃，還有一張床。那位我們不知姓名的陌生婦人正睡著，有時還可聽她發出輕微的呻吟聲。她的床邊掛著導管，聞起來有股尿味。

因為不知道做什麼好，我就隨處走走，從房間窗戶往外看，那裡的景色真是不怎麼樣。首先映入眼簾的是一個停車場，停車場後方是一棟棟的高樓，以及更多的高樓。莉亞從這個窗戶望出去，就只會看到一堆水泥。景色真是不優美。「妳這裡的風景真好。」不過我卻這樣說。

莉亞坐在輪椅上，徘徊在衣櫥旁邊，她打開抽屜，又關上抽屜。打開抽屜。關上抽屜。打開抽屜……她不安的手在抽屜裡自己的內褲、襪子上遊走，一次又一次地撫摸著所有這些東西，好像想要確定全部的東西都還安在。那是她僅有的，少少的東西。

因為奶奶房間裡沒有廁所，所以等艾德溫暫時離開房間去上廁所時，我就趕緊抓住機會，想跟她多說說話。奶奶和我一向無話不談。

「奶奶，妳現在覺得怎麼樣？」

「我在這裡很好。」她說，手還一邊忙著不斷撫摸她的換洗衣褲。我才不相信她說的話。我關上抽屜，把輪椅轉過來，好讓我能看著她。她的雙眼是濕潤的。

「不過妳爺爺他一個人要怎麼生活啊？」她問。我聽得目瞪口呆。是我們搞錯了嗎？她的頭腦比我們以為的還要清楚嗎？難道，如今這一切，只是一個愚蠢的錯誤嗎？

「我昨天才剛開車去過圖林根。」她又說。我輕輕撫摸著她的頭，輕拂過她那又薄又白的頭髮。過去很長一段時間，奶奶都蓄著劉海，幾年前才開始留長。而她的理解能力也愈來愈薄弱了。我怎麼這麼笨？我怎麼會以為失智症可以治得好？而這問題的答案也很顯而易見：因為我一直這樣期望著。

艾德溫回來了，身邊跟著一位護士。她把我們帶到一間會客室，就在走廊盡頭右後方那間。我們一起坐在一組皮沙發上，那兒隨意放置幾個繡花抱枕，扶手上披著小針織布墊。在我們面前擺著一張玻璃桌，上面也鋪著針織布墊，桌子後方則是電視以及餐櫃。在我們身後牆上，掛著一幅非洲風的木刻畫，上面雕著非洲五霸：大象、犀牛、非洲水牛、獅子與豹。非洲五大動物處在德國式的溫柔鄉裡，顯得好奇怪，大概就跟爺爺的心情一樣怪吧。艾德溫一直穿著他的外套，整個人直挺挺地坐著，好像不小心把自己的拐杖吞到肚子裡一樣。他就以這樣的姿態坐在莉亞面前。有時他們倆的目光不經意相遇，兩人就趕緊看往別處，偶爾艾德溫還會對她微微笑。而我卡在他們兩人中間，像個媒人婆似的。這情形真是再荒謬也不過了。爾後，艾德溫把他的手提包拿過來，在裡面掏來掏去。好不容易，他才把他帶來的那些照片拿出來，給她看那張她在湖裡游泳、套著游泳圈的照片。「莉亞，妳還記得我那時都用一條麻繩把妳綁著嗎？」艾德溫問。莉亞大笑，笑得頭往後仰，然後用手遮住她的嘴，一副很不好意思的樣子。跟當時在馬斯湖邊一模一樣的笑法。啊，她還記得！艾德溫與莉亞，現在他們感覺親近了些。

祖父母開始談天說地，聊些最近的天氣之類。艾德溫還說，他已經把放在冷凍庫裡的野味吃掉了。很好吃唷。莉亞搭腔說，能坐在布置美麗的餐桌旁用餐真是最棒的事情。他們就聊這些聊了半個小時。有時候好像胡說八道，有時又條理分明，但有關接下來該怎麼辦這件事，他們隻字也不提。

「清潔公司的人來過了嗎？」莉亞突然這樣問。「如果來過，我就可以回家了，對嗎？」

艾德溫吞了一下口水，完全沒料到她會這樣問。艾德溫是膽小鬼，他實在沒有勇氣告訴她，她其實得待在療養院裡。

「這些事我會安排。」他說。

看護小姐敲了門，馬上要晚餐了，她來帶莉亞過去餐廳。艾德溫站起來，有點猶豫。在看護小姐面前跟莉亞道別會讓他覺得很不自在，不過他最後還是下定決心，飛快給莉亞一個親吻。

「那先生人真好。」她說。

回家的路上，艾德溫的心情好得不得了，他把廣播的音量轉得很大聲，還跟著正在播放的流行歌哼唱。因為莉亞沒有罵他。而且他很確定，她的腦筋比以前清楚多了，不是嗎？這樣看來，他的決定是對的。她在這裡一定會漸漸好轉，說不定還會完全康復。

「我覺得她的狀況比以前好。」他說，一邊用詢問的眼光看著我。

我能說什麼？一個孫女能說什麼？我可以跟他說，他剛剛只經歷了二十四小時中的兩個小時嗎？我能說她的病永遠不會好，只會愈來愈嚴重，但連我都以為她已經比較好了，因為我多麼希望一切能回到從前？我能跟他說，有些夢想，即使我們多麼熱切渴望，仍然永遠不會實現嗎？我該說這些嗎？

「沒錯，爺爺，我也覺得她的狀況比較好了。」最後，我這麼說。

我願一生守候你，你卻忘了我的承諾

06

莉亞把大衣的腰身繫得更緊一些，緊到她都快喘不過氣來。她累得渾身顫抖，雙腳疼痛，胃也咕嚕作響。她嘆了一口氣，坐在自己的皮箱上。他們從一大早就已經等在這裡，漢諾威總火車站。開往圖林根方向的火車遲遲不來。他們等著這列火車帶他們回到故鄉卡茲胡特，也帶他們去她那兒。英嘉。

艾德溫在兩個星期前跟她說了英嘉的事，在那之後，莉亞知道另外一位女子的存在，但也心存期望，希望艾德溫的未婚妻在這期間已經有了別人。這樣就沒事了，至少表面上看來沒事。

然而，她心中的疑慮還是在自己尚未察覺之前，就已悄然進駐。在滿是士兵、婦女、小孩與老人的熙攘人群中，莉亞穿著她的黑白細格大衣坐在破舊的行李箱上，並自問，這一切的努力是否值得。這趟旅行，光是去程就得花上兩三天的時間，前提是他們能搭得上班次很少的火車。此外，他們並沒有進入蘇聯占領區的通行證，所以必須徒步穿越邊境，還得隨時擔心俄國人出現。

然後，就算他們終於抵達卡茲胡特，那又如何？莉亞難道得眼睜睜看著艾德溫跟別人結婚嗎？那是她的艾德溫啊！

「妳為什麼想一起去卡茲胡特？」莉亞告訴媽媽這個計畫時，媽媽這樣問。莉亞後來也不斷問自己相同的問題。好吧，因為她得去奶奶家拿回放在那裡的衣服。戰爭期間，莉亞曾經在故鄉待了幾個星期，因為她爸媽覺得鄉下的空氣比較有益她的身心。除此之外呢？去了到底有什麼好處？

「莉亞，馬上就會有一班火車來了，我們可以搭這班車。」莉亞抬頭看了一下。艾德溫就站在她身旁。她現在知道自己為什麼要走這一趟了。

火車慢慢進站，一大群人開始蠢蠢欲動。德國投降快要一年了，但現在看起來，好像整個國家的人都還在逃難狀態。艾德溫奮力往前擠，一手提著行李，一手牽著莉亞。艾德溫很高興莉亞能一起來，雖然他不知道故鄉那端有什麼在等著他，不過，有她在身邊，他就是覺得很安心。

最後一步，踏上階梯進入車廂，再擠一擠，右後方地上還有一個位子可以坐。然後火車往後蹭了一下，出發了。

三天後，他們走過小橋，橫渡那條莉亞小時候差點掉下去淹死的小溪，也就是艾德溫父母家後方的小溪。他們到了。

這趟前往卡茲胡特的旅程，想來應該是既漫長又艱辛的，不過艾德溫老年時回憶起來，卻覺得像是一趟有趣的歷險。他說他們坐上載了煤炭的火車，還曾在農莊的稻草堆裡過夜，那時他們就直接躺在牛羊旁邊，早上醒來便喝一杯還有些溫熱的新鮮牛奶。有一次擠不進車廂，他和莉亞乾脆爬上車頂，坐在煙囪正後方。結果因為距離太近，自煙囪飛出的火花剛好落在莉亞的黑白格大衣上，還燒出一個一個小洞來。整件大衣就這麼毀了，不過莉亞看了只是大笑，她無所謂。

「這全部都是真的嗎？」我問他。

「當然啊，」艾德溫回答。「真真確確。」

艾德溫與莉亞一起越過那條小溪後，天色已漸昏暗。他們在橋的這端道別，前往各自要去的地方。莉亞得再往上走一段路，去她位於莫瑟巴哈

（Meuselbach）的奶奶家。奶奶家在山上，有點遠。艾德溫則得往下走，途經他以前跳舞的大穀倉，再走過右邊的教堂。整條街上空無一人，時間已經很晚了，而他似乎是唯一還在路上行走的人。

他就這麼回到家了。艾德溫伸手敲門，一次，兩次。他轉身退到街上，往上看。一位年紀不算大，但眼角滿是皺紋的婦女打開二樓的一扇窗往下張望。如果晚上有人來敲門，尤其是沒預期有訪客到來的時候，她向來習慣這樣做。她瞇著眼看了看站在街上的那個年輕人，大概看了幾秒鐘。

「艾德溫，」她先是用連她自己都幾乎聽不見的聲音喃喃自語。「艾德溫！」接著大叫到全村的人都清楚聽見她的呼喊。她轉身跑了起來，步履踉蹌得幾乎要滾下樓梯，下樓後急急打開大門。「艾德溫。」用不大不小的音量，她又喊了一次，然後伸手緊緊擁抱他。她的兒子回來了。

天氣很冷，但是陽光普照。隔天早上艾德溫準備前往村裡的廣場。以前男孩們與他都在那裡碰面，在廣場上一起欣賞往來走動的女孩子。那時候大家都這樣，想跟誰碰面就到廣場去，所以現在他也這麼做。

第一個看到艾德溫的是菲茲，他們兩個以前在村裡讀同一所學校，大家都叫他「小胖子」。

「你這傢伙，菲茲！」

「你這小子，艾德溫！」

兩人互撞了一下臂膀。

「你變瘦了！」艾德溫說。

以前是小胖子的菲茲現在變瘦了，他聳了聳肩，說：「至少我還活著。」

「那威廉、卡爾和漢斯怎麼樣了？」艾德溫問。

「漢斯在家裡，晚一點應該會過來。」

「威廉呢？」菲茲搖搖頭。

「卡爾？」沉默不語。

他們就這樣整天待在廣場上，坐在噴泉旁邊，跟以前一樣。漢斯後來加入他們，古斯塔夫與海茲也來了，他們聊著村子過去這段時間發生了什麼事，也說說自己在戰場上的經歷，還有去了哪裡。有人去波蘭、法國、俄羅斯，古斯塔夫甚至還去了非洲，他說那裡非常熱，比這裡熱很多。

「然後呢？」菲茲邊問邊用手肘輕撞艾德溫，笑問：「去市政府那裡張貼公告了嗎？」

「為什麼要啊？」漢斯問。

「啊，你不知道嗎？」一邊曖昧地搖搖頭。「艾德溫跟英嘉早就訂婚了啊。」

還加上一句：「還是你女朋友不想要你了？」艾德溫大笑。

在一個有著兩千人口的村莊裡，只要發生了什麼新鮮事，消息馬上就會傳遍各地。村裡每個人都知道艾德溫回來了，英嘉當然也不例外。她是從朋友口中聽說這個消息的，女孩們很激動地跑來。「英嘉，妳先坐好，」然後跟她說，「妳絕不會相信，妳的艾德溫回來了！」

她的艾德溫。感覺那好像是很久以前的事了，他跟她求婚以後，已經過了四年了。戰爭期間，她只見過他一次，是在他放假回來的時候。「戰爭結束後，我會回來娶妳。」當時他是這麼說的，而現在他真的回來了。英嘉就要結婚了。

「我聽人家說，他現在住在漢諾威，」她朋友又說。「天啊英嘉，妳真是好運！他會帶妳走，妳就能離開這裡，離那些俄國人遠遠的。」

就在她朋友一再一再擁抱她之後，英嘉轉身走開，在心中與所愛的另外一人默默道別。然而她並不知道，這反而是艾德溫暗自期待的，他希望英嘉也戀愛了，盼望英嘉也想跟別人在一起。

等到傍晚，艾德溫到英嘉父母住處敲門時，出來開門的，卻是一個讓當時的艾德溫看起來覺得是，似乎等候他許久，沒有什麼比看到他回來還高興的女子；像是一個等了他四年，經過這些日子以後，現在終於要結婚的女子。多年之後，十幾二十年後，艾德溫才終於了解，他那時的感覺錯得有多離譜。

當天稍晚，莉亞坐在頂樓小房間裡修補襪子。就是今晚，艾德溫答應她會上山來奶奶這裡。她奶奶家，也就是他的奶奶家。她聽到矮小的老奶奶在廚房忙進忙出的聲音。自從她知道她孫子，「至少一個」孫子回到家鄉後，她就整日待在廚房裡切切煮煮，想把自己僅有的少少食材變成一頓豐盛的慶宴。「莉亞，下樓吧，他們來了。」他們？莉亞動也不動。奶奶剛剛說什麼？他們？奶奶把門打開。「艾德溫！英嘉！太好了！」她把襪子放到一旁。

莉亞慢慢走下樓梯，聽到她腳下的木頭嘎啦作響，還有從樓梯間傳來的說話聲。是艾德溫與英嘉沒有錯，這兩個人她都認得。

這已經不是莉亞第一次見到英嘉了。戰亂期間，莉亞來卡茲胡特待了幾個星期那次，她就已經在村裡遇過英嘉了，她們那時還打了招呼，聊得滿愉快的。雖然那只是隨便聊聊、禮貌性的問候。莉亞那時並不知道英嘉已經跟艾德溫訂婚了。就算知道，她又能怎麼樣？那時她根本還不算認識艾德溫。至少不是這樣，像現在這樣。

莉亞走下最後一個階梯，站在英嘉面前，她想要跟這位站在艾德溫身邊的女子打招呼，跟她說聲「哈囉」、「妳好嗎？」之類的話。但她犯了一個錯，她的眼光先望向艾德溫，而不是英嘉。她看進他的眼睛深處，看到那隱藏其中的罪惡感。莉亞的喉頭一緊，覺得自己就快要哭出來了。

「莉亞，艾德溫已經跟我說了，說他跟堂妹一塊兒回來。妳好嗎？」英嘉問。看來她什麼都不知道，也沒感覺到什麼異狀。

「我很好，」莉亞說，強自忍耐著。「很高興見到妳。」她努力讓自己說出幾個字來，想要假裝什麼事都沒有。她試著讓自己相信，眼前站在艾德溫身旁的這位女子，只是佳陶德與魯道夫的女兒，而不是站在自己想站的位置上的人。她也想站在艾德溫身旁。她的艾德溫。

「別杵在外頭，快進來啊。」奶奶喊著，她早就轉身回廚房去了，正努力攪拌著鍋裡的食物。「馬上就開飯了。」

他們在卡茲胡特待了兩個星期，一起去購物、相偕拜訪朋友，總是三人同行。真是很難想像祕密第三者與人家同進同出到底是什麼心情。看著另外一位女子挽著她也想挽的手，看著他們翩翩起舞，心中多希望他的舞伴是自己。看著他們理所當然地站著彼此身邊，彷彿一切再合理不過。這樣看到最後，想必會開始怨恨那名男子，責怪他怎麼做得出這樣的事來，或最起碼也會痛恨他身邊那個女人吧？

但莉亞沒有恨，那不是她的方式。「我們得先付出愛，才有得到回報的一天，」她總是這麼說。她沒有辦法。她愛艾德溫，雖然發生了這一切，她還是愛他。而且說真的，她甚至還滿喜歡英嘉的。這位又高又瘦的女子有著完全與自己相反的風格，講話又大聲又有自信，有時甚至有點粗魯，卻是個很真誠的人。如果不是今天這種窘況，說不定她們兩個有可能成為朋友。

他們有時會偷偷約會，趁著晚上，艾德溫與莉亞兩人在塞當考瑟（Sedanklause）的山間小屋偷偷相聚。「我們該怎麼辦？」莉亞會問，雖然她早就明白，艾德溫也很想照他們希望的去做，但他沒有辦法。而她仍然相信還有可能，深深相信。「我們該怎麼辦，艾德溫？」

「我的女孩啊，」他會說，「我也不知道。」艾德溫真的不知道該怎麼辦才好。

他跟英嘉重逢的第一天，雖然乍看她很高興與他的歸來，但艾德溫仍心存期望，想著英嘉或許不想跟他結婚了，因為她可能不想離開這裡，不想跟他前去漢諾威。但等艾德溫說了他的計畫，說他將回漢諾威，他在那兒有固定的工作，而且不久要自己找個公寓搬出去後，英嘉竟雀躍不已。她不想留在這裡，她想離開蘇聯占領區，她想跟他結婚。他能怎麼辦？

「我不知道，莉亞。」

不久後，時值一九四六年四月初，他們啓程返回居住地。莉亞與艾德溫，以及英嘉。

07

雙眼緊緊閉著，頭轉向一邊，他躺在那裡，心中祈禱著恐慌不要再來。那種驚慌感在瞬間排山倒海席捲而來，卻趕也趕不走。不要，不要現在。手臂、雙腿、眼皮都重得像鉛塊一樣，他勉強睜開眼睛，短短一會兒，看到地毯、桌腳、沙發，眼前所見的所有東西都在旋轉。艾德溫再度把眼睛閉上。

五分鐘前他才壓下那個紅色按鈕。自莉亞離開後，他脖子上就掛了這樣一個東西。那是一個緊急求救鈴，信號直達約翰尼特組織。[1]他兒媳強力要求他戴上這個，但艾德溫一直覺得這樣很蠢，直到剛剛，在他睡眼惺忪地從沙發爬起卻跌倒之前，都還覺得蠢極了。全身血液循環不良的他躺在客廳地板上，就在大理石桌旁邊，感覺天旋地轉，心裡好害怕、好無助，他只希望約翰尼特組織的人趕快來，他們有他家的鑰匙。

1 譯註：Johanniter，簡稱ＪＵＨ，德國有名的急難意外救助組織但如果沒有人來呢？如果那按鈕根本沒有作用呢？一陣恐慌的感覺又襲上艾德溫心頭。我得在這裡躺多久？隔壁鄰居去朋友家了，媳婦早上才來過電話，今天應該不會再打來了，而孫女已經回柏林去。恐懼是這麼樣的赤裸裸。我不要死在這裡，他想。不要現在也不要這樣，不要沒有莉亞在身邊。

艾德溫想著上次去療養院看她的情景，想著給她看那張游泳圈照片時她的笑容，還有告別時的匆匆一吻。艾德溫一直覺得自己還有很多時間，雖然已經八十九歲了，但他從來不覺得自己老。他又想著：我要待在她身邊，我不能拋下她一人不管，她還需要我。不過事實上是：他需要她。

這時，艾德溫聽到門被打開的聲音，救助組織的壯丁們來了。

「路德維希先生？」

「在這裡。」醫護人員迅速來到他身邊。「我會死嗎？」艾德溫問這幾個身穿紅褲與白上衣的年輕人。

「路德維希先生，人沒有這麼容易就死的，您只是全身循環一時失調。」

幾分鐘後他又坐回沙發上，請他們即刻把電話拿給他，艾德溫已經沒有多餘的時間可以浪費了，因為他不知道自己還剩下多少時間。

幾個星期之後，我站在我祖父母的房間裡，雙人床上有個攤開的皮製行李箱，上面堆滿襯衫、長褲與毛衣。艾德溫坐在一旁，忙著挑挑選選。要帶綠色還是咖啡色的領帶？「綠色那條，」他說。那是莉亞送他的聖誕禮物。

過去幾天與幾週以來，我們用電話密集聯絡著，我不斷重複問他，是不是非常確定要這樣做，是不是真的要搬進莉亞住的那間老人療養院。艾德溫斬釘截鐵地表示確定，他的想法和先前截然不同。「等到我兩腿一伸那天，我才會離開這個公寓，」他以前曾這樣宣稱，但現在竟然解除了房屋租約，即將搬離這個住了三十幾年的公寓，拋下一切，只為了有個新的開始，想和她在一起，也為了她好，因為他答應過她，永不離棄，也因為在過去這段日子裡，沒有她，他實在過不下去。那次倒地不起的經驗更讓他完全明白，他不再擁有用不完的時間，無常隨時會到來。不過有關這些種種，他當時並沒有告訴我，有許多事他都沒有說：我爺爺有很長一段時間都避而不談那次他倒下的事，因為他不想讓我擔心。直到很久以後，整件事的狀況又有點不同時，他才跟我談及他心中的恐懼，以及如果那天來臨，她和他的故事接近尾聲時，他希望自己能在莉亞的身邊，因為他們的時間已經不多，生命即將走到盡頭。

我們已經在這裡站了三個鐘頭，試著在這堆東西裡挑挑撿撿，一邊順手裝進箱子裡。什麼該帶走？什麼又該留下？什麼東西先放在我家地下室？哪些又堆到他媳婦家？還有，哪些東西該丟掉？他在這七十五平方公尺中度過的大半生，此時必須被重新歸類與評估。金屬工業公會入會五十週年紀念鐘？「一定要帶。」那個他存了好幾個月錢，用八百馬克買來的大理石桌，放不進即將入住的小房間裡，太大了。「妳不想要嗎？」我看了它一眼，覺得這張咖啡色與白色相間的實心大理石桌實在醜到不行，但我要怎麼跟他說，我不喜歡他的寶貝？我該怎麼對他說，那東西在我眼中跟廢物沒兩樣？那可是他眼中心愛的破銅爛鐵呢。不過，再怎麼心愛，說穿了，還是破銅爛鐵。「爺爺，這放在我家也太大了。」我及時撒了個謊。艾德溫聽了，原本上揚的嘴角立刻垂了下來。

在看似永無止境的漫長討論後，艾德溫能留下的真的所剩無幾：他看電視用的單人沙發、幾張圖林根的照片、一本格哈特・施洛德[2]的親筆簽名傳記、金屬工業公會紀念鐘，還有一幅鍍金的，上面繪有一雙祈禱之手的畫，這是艾德溫的母親送他的，背面還用潦草的字跡寫著：「生命中所有的歷程都是暫時的，永遠不要失去勇氣，明日早起再度奮力一搏，一切都將雲淡風輕。你的母親。」好像她早就知道會有這麼一天似的，我想。艾德溫真的還想再度一搏，時間就在明天。為了這一搏，他放棄了許多東西：他的獨立自主、他自己的住所，另外還有一些小東西，是他特別在意與難過的，像是他捨不得他的黑膠唱片、他的老音響，還有他的錄音磁帶，那可是比錄音卡帶與光碟片更古老的東西。他曾用錄音磁帶把電視上正播放的音樂都錄下來，應該沒有哪首正流行的德語歌曲是他沒有的。現在這些一捲一捲的磁帶都得丟掉，跟大理石桌有著相同的命運。這些東西就跟艾德溫所有的計畫與想法一樣，如今全都成為無用之物。一切都將是新的，一切都會完全不同。

打包完畢，我們精疲力竭地站在莉亞房間的窗前。我的祖父母各有一間自己的起居室，這是他們說好的，因為兩人都需要可以獨處的空間。莉亞還住在家裡時，晚間常常都是她過去艾德溫那兒坐坐，艾德溫反而很少過來莉亞這邊。自從莉亞不

2 譯註：Gerhard Schröder，一九九〇至一九九八年期間擔任德國總理

在家裡後，他卻時常來這兒，待在她的起居室裡，他喜歡被她的東西圍繞的感覺，她的躺椅、她的單人沙發，還有她掛在牆上的照片。有時他會坐在她的沙發上讀報，這樣會感覺跟她親近一些。爺爺和我一起在這兒看著窗外的景色，街上總是人煙稀少，因為這是條鋪著青石板路的死巷。有個拎著購物袋的老媽媽正獨自走過街頭，她的步履很蹣跚，頭髮也灰白了。我想著，不知她還能在自己的屋簷下住多久，又想著，不知爺爺是不是也有跟我一樣的思緒。

「我們原來想的完全不是這樣，」艾德溫說，目光還停留在街道上。然後他慢慢轉過身來，環顧這個與莉亞共同生活了數十載的公寓。這處住所隔成三房，位於整棟樓的底層。他們倆在這兒生活、相愛與爭吵。他看了看莉亞經常坐的那張沙發，椅背上還鋪著她親手勾的針織墊。斜對角處是廚房，廚房旁邊就是他們共用的臥室。住進養老院後，他們得分別睡在不同的房間，因為雙人房目前都有人使用。

「你們原來想的是什麼樣子？」我問。

「反正就不是這樣，我也不知道。」

我試著想像，希望自己以後怎樣變老。一對白髮蒼蒼的老夫婦坐在長凳上，手牽著手，這樣的畫面突然浮上心頭。說不定爺爺也希望他的老年能這樣度過。他和莉亞坐在他們的市民農園裡，一人一杯白葡萄酒悠閒在手。誰不希望這樣呢？誰沒有這種夢想呢？但現實總是跑得比想像還快，艾德溫也想盡辦法在追趕，可惜莉亞的病讓一切變得不可能，他想要兩人一起在家裡變老的願望終難實現。或許過去幾個星期在家獨處的時間，讓他慢慢接受了這一切。而如今，至少一起變老這件事又變得有可能了。

傍晚時分，我與爺爺道別。光是從屋裡走到門口這一小段路，他便走得很吃力，雙臂也無力地垂掛在兩旁。艾德溫顯得疲憊不堪，而我也第一次感到，我爺爺真的老了。

「明天見，爺爺，」我說。

「嗯，明天見，」他意興闌珊地說。今晚，將是艾德溫待在這棟公寓的最後一夜、睡在自己床上的最後一晚。明天一早我就會來接他，帶著我們一起整理的兩只皮箱，送他去養老院。再度回到這個公寓來生活的可能性幾近為零，我們也已經預約了清潔公司來清空屋子。

我走在往朋友家的路上，今晚我跟男友堤諾將在那裡過夜，他已經先過去等我了。外頭風很大，還下著綿綿細雨，典型的秋天氣候。冬天已經等在跟前，這是秋日的最後巡禮。步行至電車站的十分鐘路途中，我頂著細雨，不斷回想爺爺說的話。「我們原來想的完全不是這樣。」那麼，在爺爺目前多少還能自理生活的狀況下，竟然選擇離開自己的家，他懷抱著的，究竟是什麼心情呢？而對於奶奶來說，跟一個完全陌生的人同住一個房間，又是什麼感覺？尤其在她離開時，家裡還有屬於自己的房間？當一個人發現，自己在各方面都需要請求別人的幫忙，又是什麼感受呢？當人察覺自己的記憶力已一點一點流失，理解力也悄悄衰退中，該做何感想？人家不是說，記憶恆久遠，是老年時光最珍貴的東西嗎？但如果記憶全部消失了，那還剩下什麼？

這些問題伴隨著我坐上電車，一直到抵達我先前也曾同住過的，位於漢諾威林登區（Linden）諾特街的朋友家，甚至連走進他家廚房時，我都還在想這些問題。坐在廚房的小桌子旁時，我忍不住詢問：「你們有沒有想過，老的時候想過怎樣的生活？」

「什麼？」安桂特不可置信地看著我。她才三十出頭，從事社會心理方面的工作，目前在生活上最困擾她的問題是要不要生小孩。

「妳有沒有想像過，妳老的時候，過的可能是怎樣的生活？」我重複了一次我的問題。

「妳怎麼會突然想問這個？」

「我爺爺今天說，他們以前想像的老年生活跟現在完全不一樣，他指的是莉亞跟他啦。然後我才發現，我從來沒有想過這個問題。妳有想過嗎？」

安桂特沉默了一會兒，把平底鍋裡的麵跟蔬菜翻來翻去，然後說：「我想，我會搬進一間有人照料生活起居的養老院吧。」

我很驚訝。當我還在做著兩個老人坐在公園長凳上這樣的美夢時，安桂特心中居然已經有了具體計畫。她還不忘犀利地加上一句，「那妳呢？」把盤子排上桌子時，她這樣反問我。

「這就是我們之間的差別了，我完全沒有計畫，我把這個問題留待未來再考慮。」

「未來的什麼時候？」

「就以後吧。」

「我覺得，最後那幾年我想要在自己家裡度過，也想在那裡離開人世，」安桂特的男友克里斯堤安這樣說。「在自己熟悉的環境裡生活。」

跟我爺爺一樣，我想。我猜這應該就是他所希望的吧。我還在想著艾德溫時，堤諾接口：「我覺得根本不用預先考慮這些，這麼一來，以後才不會太過失望。畢竟有些事不是我們可以掌控的。」

克里斯堤安把餐點分到盤子裡，附和著說：「堤諾說的沒錯。畢竟人生中還有太多太多等著我們去面對的事物。不過最理想的狀況，當然是我老的時候身體還很健康，住在自己家裡，然後某天突然中風就拜拜了。」他舉起酒杯。「祝福大家。」

我們吃著包有蔬菜與鮮蝦的義大利水餃，一邊討論住在自己家裡是否真的比住療養院好，還有老人公寓的可行性如何等等，說著說著，大概是在主菜用畢、要吃甜點之前，大家悄悄轉移了話題，不再談論對自己的老年生活的想像，以及跟那相關的種種恐懼，我們開始聊起自己的父母。堤諾的父母想住進養老院，因為他們擔心會給孩子們帶來負擔；克里斯堤安的母親單純地希望能在自己家裡終老；而我媽媽則對老人院心存畏懼，現在正四處物色那種有空中花園的頂樓住所，因為這種房子的所有設施都在同一層樓。我們可以談論別人的生活，因為那些並不是我們切身的事。我們也討論一般的現象，因為這比具體的計畫輕鬆、容易議論。我們根本還不願構思我們自己的老年生活，至少，不是那種很真實的想像，因為我們怕得要命。我們害怕寂寞，怕在意識還完全清楚時，就得面臨臥病在床的狀況，我們也怕自己失智，害怕那種無助的感覺、不知自己身在何處的恐懼。只不過大家都不想說出口。

我們互道晚安的時候，天都快亮了。堤諾跟我把折疊式床墊攤開，掏出睡袋。我其實累斃了，不過那些關於老年的種種問題仍在我腦海裡轉個不停，我索性躺下繼續思索，身旁的堤諾則早已睡得不省人事。不要，我想著，我不要像安桂特那樣去住老人公寓，我也不想當個獨居老人，在家中風死去卻無人知曉，我要待在我最愛的人身邊。當他過世的時候，我要在他身邊；反之，當我要離開時，他也能守候著我。我想要有人可以握住我乾乾癟癟的手。我把身子往堤諾那邊挪了挪，將我的手放在他手上，兩手握在一起的感覺真好。我終於沉沉睡去。

隔天早上，我到祖父母家準備接艾德溫。一到那裡，就看到兩只皮箱打開攤在床上，裡面的衣服翻得亂七八糟。看來艾德溫又檢查調整過了，我們昨天折得整整齊齊的襯衫跟長褲，現在有些放在床上，有些散在地上。「爺爺？」我一方面不解，另一方面有點生氣。他結結巴巴地說了一些什麼睡衣還有領帶之類的話，前言不對後語的，搬這個家帶給他的衝擊恐怕遠比我想像中還大，所以我只好超有耐心的，像對小小孩那樣，跟他一起重新整理。每一件衣服、每一張照片。艾德溫就跟昨天一樣坐在床上，不過今天他不動口了，他只在表示贊同的時候點點頭。

兩個鐘頭之後，皮箱都放進車子裡了，艾德溫手持鑰匙，站在這棟樓的走廊上。家裡的大門還開著，這是他最後一次鎖這道門，瑞希海姆街一號，一樓右邊這戶。他把鑰匙轉了兩圈，完成，艾德溫把門鎖上了。半個小時之後，他就可以抵達療養院，待在莉亞身邊。今天他們還能一塊兒吃午飯。艾德溫因為可以跟她一起坐在餐桌旁、和她相偕去散步而感到開心，他希望能在那兒，跟莉亞再度共享歡笑。過去幾個星期，每次去看她的經驗都很愉快，所以跟她一塊兒生活一定也會很快樂。艾德溫把鑰匙交給我。我看著他。

「我們可以走了嗎？」

他微微一笑，那笑容既甜蜜又苦澀。他說過什麼？無論甘苦，至死不渝？

「可以，」艾德溫說。「我們可以走了。」

一路上，祖父都沉默不語，直到有回我們在紅燈前等了許久，他才開口說：

「或許我應該馬上跟莉亞結婚。」

08

接下來幾天的事情都安排妥當，所有人都回房睡覺，艾德溫也脱掉長褲與襯衫，準備上床，睡在他伯父家廚房的沙發上，蓋著那又扎人又不夠長的毯子，每天晚上都得決定，要讓雙腳還是胸膛發冷？艾德溫苦笑了一下。有那麼短短一刹那，他以為什麼都沒有改變，但其實所有一切都變了。他決定了，今天讓胸膛冷。

艾德溫從卡茲胡特回來已經快一個月了，英嘉也跟著他一起生活了近月。他們三人一起從漢諾威總火車站走回家，先直走，左轉，然後沿著馬斯湖畔前行。「好美喔，」英嘉這樣說，艾德溫點點頭，莉亞則沒說話。伯父在海蓮娜街張開雙臂迎接他們。英嘉當然可以住他們家，歡迎之至。「英嘉可以跟女孩們共用房間，和雷娜與莉亞一起睡。」但洞悉所有事情的愛瑟伯母卻緊緊抿住雙唇不說話。

從那之後，艾德溫就單獨睡在廚房，不再妄想莉亞會偷偷溜過來，但私心裡，他還是暗中期待著，即使他知道這種想法有多瘋狂。

畢竟他的未婚妻跟莉亞及她姊姊睡在同一個房間裡啊。

艾德溫屏住呼吸。那是腳步聲嗎？他凝神傾聽，然而，四周只有一片寂靜。

一九四六年四月二十二日，天氣晴朗，氣候和煦。這是戰後第一個春天，也是艾德溫大喜的日子。中午過後不久，大家在漢諾威德倫區（Döhren）的小教堂前集合。新人的雙親、一些朋友，還有幾位親戚都來了。牧師在這老教堂廢墟前所迎接的佳賓約有十多人，頂多二十位吧。聖培堤教堂周遭被聯軍炸得滿目瘡痍，教堂建築幾乎被夷為平地，只剩下老塔樓還屹立不搖。婚禮就在教堂僅剩的一個公共區域裡舉行，幾張椅子已經排放妥當。這個廳的光線黯淡，似乎跟這場婚禮本身的命運雷同。

牧師是位蓄著鬍鬚、聲音低沉的老先生，他對於即將舉行婚禮的這對新人所知不多，只知道這兩人在青少年時期就相識，戰爭結束之後再度重逢。艾德溫只跟他說了這麼多。現在，他站在教堂祭壇之後，看著這對新人出現在走道盡頭。

伴隨著音樂節奏，艾德溫與英嘉一步步往祭壇緩緩前進。艾德溫穿了一套黑色西裝，衣服的袖子太短，後圍太窄；英嘉則穿了一件由空軍外套改製而成的藍色套裝，手上捧著一小束花。那花是從花圃裡隨意摘選的，並不是什麼特別的新娘捧花。

音樂的最後一個音符停止後，艾德溫環顧了在座的所有人。他先是看到自己的母親，她對他微微笑，點了點頭。關於這件婚事，他父母尤其催得緊。「想想咱們家的面子，艾德溫，」他母親不斷這樣說，「咱們家的面子啊。」自從他跟母親招認，他愛的人是莉亞而不是英嘉時，這話就一直在他耳邊縈繞，他到現在都還能清楚看見母親用力搖頭的樣子，還能見到她哭泣，聽到她說別人知道了會怎麼閒言閒語、名譽要怎麼掃地之類的話。如果艾德溫不履行婚約，這件事就不單單只是他個人不信守承諾的問題而已，他還會讓父母蒙羞，被認定是傷風敗俗。「咱們家的面子，艾德溫。體統啊。」

往後一排坐著英嘉的表妹，旁邊則是他根本不認識的遠親。艾德溫正想轉身的時候，卻看到了她，就坐在右後方，她父母身旁。

她穿著自己最美的洋裝坐在教堂內，眼睜睜看著她所愛，而且也愛她的男人跟別人結婚。她手中緊緊擰著一條手帕，暗自希望自己不會用到它，但萬一得用，她相信，所有人都會覺得她是因為太感動的關係。只有她媽媽不會這樣想。

「因父、及子及聖神之名，阿門。婚姻是上帝所賜福的聖事……」牧師說的話在教堂中沉悶地迴蕩著。那是關於上帝的聖言、婚姻的神聖。艾德溫看著莉亞。我的女孩，他想著，然後記起剛抵達漢諾威那天，第一次看到她的那個晚上，也想起自己不知何時對她微微一笑，以及她回應的笑容。

「兩位即將踏入婚姻的新人，從此要以敬畏上帝的心來看待婚姻。」

艾德溫回想著他與莉亞第一次去看電影的情景，以及如何在那兒握著她的手。她的手有一些濕潤，又軟又溫暖。

「現在以基督之名賜福新人，願兩人的神聖婚姻永保貞潔與不朽。」

他回憶跟莉亞度過的每個夜晚，想她如何夜夜溜進冰冷的廚房來到他身邊，如何躡手躡腳經過姊姊床邊與父母房門前，每天清晨五點鐘，又如何悄悄回房去。

「艾德溫，我以上帝之名詢問：你是否願意娶英嘉．吉斯勒為妻，與她生活及相愛，無論順逆，終生不渝？」

艾德溫心裡想著，他與莉亞坐在前往卡茲胡特的火車頂上，煙囪飄出的火花掉在她黑白細格大衣上，想起她的開懷大笑。

「若這出於你真摯的意願，請在上帝之前與其基督教堂之內宣誓，並說：我願意。」

莉亞望向祭壇，屏住呼吸。

就在婚禮即將進行之前，新娘把她偷偷帶到一旁，說：「為什麼這麼多年以後他還要回來？」英嘉這樣問，而後拋下一句：「我其實想要跟別人在一起。」

莉亞其實能夠阻止這場婚禮，她大可以去告訴艾德溫，新娘也不愛他，她可以幫艾德溫從他的承諾中解脫。但是她沒有說。

「我願意。」

艾德溫說出這三個字後，莉亞哭了。她沒有哭出聲來，僅是無聲地流淚。期待了半年，一切終究成空。一九四六年四月二十二日，莉亞痛失一生的摯愛。

09

邁著堅定的步伐，艾德溫緊握拐杖，毫不猶豫地踏入他的新家，也步入他的新生活中。我推著兩只行李箱尾隨在後。爺爺的身桿挺得比平常還要直，看上去更形高大，他抬頭挺胸望向前方，充滿信心。

我們坐了電梯，按了二樓的按鍵。這回，我們不再像幾星期前那樣，因為第一次來訪而在走廊間無助張望。這次，已經有人等著我們。一位女看護前來迎接，她引領我們去艾德溫的房間。這裡的房間全都一個樣。艾德溫在房內唯一的私人物品只有一張單人沙發，那是他媳婦今早幫他送過來的。另外則有兩只塞滿換洗衣物的皮箱。除此之外，所有其他心愛之物都被他拋棄了。為了更珍愛的某些東西，拋棄一切也在所不惜。

「我來就好了，」我這樣跟艾德溫說，他站在自己的新天地裡，顯得焦躁不安，雙腳不停來回磨蹭。他不想先整理行李，整個人流露出一副迫不及待的樣子，他已經等得夠久了。「你先過去吧，爺爺。」

艾德溫沿著空蕩的長廊走著，長廊的天花板裝了日光燈，地上鋪了合成塑料地板，牆上則零零落落地掛著一些動物圖片。他以前住的公寓，地上是蓬鬆舒適的地毯，燈光暖黃，牆上則釘著故鄉卡茲胡特的黑白相片。他根本沒興趣欣賞療養院裡這些不知名的作品，他的眼睛正忙著尋找她。

門也沒敲，他就逕自踏入她的房間。莉亞坐在緊臨窗邊的桌旁，面前放置著一個空盤與餐具，桌子那一頭，另一個空盤與湯匙也已排好。這是為他準備的，在他們相聚的第一天，院方特別通融，讓艾德溫與莉亞單獨用餐，餐點隨後就會送來，而莉亞早就在等著他了。

「你回來了喔，」看到他時，莉亞開口說道，說得好像艾德溫剛從他們的市民農園回來似的，騎著腳踏車，跨過橋，沿著萊納河，經過一個十字路口，再轉入他們那條青石板路小徑就能抵達家門了。

艾德溫走向她，在她嘴上「啵」地親了一下。「對啊，」他說，「我回來了。」

相隔幾個房間，我在另一間房間裡，正幫艾德溫把換洗衣物放進衣櫃，腦袋裡的念頭多到爆炸，就跟行李箱裡的衣服一樣。八件套頭毛衣，每個季節兩件，放在中間隔層。這樣真的行嗎？六條褲子，灰色、米色或咖啡色，放在下方隔層。萬一新生活的新鮮感消失了怎麼辦？十件襯衫，全都燙過漿過，整整齊齊地掛在一邊。沒有人可以預料，待日後莉亞忘卻了愈來愈多的事情，艾德溫有沒有辦法面對。如果莉亞無法明確表達她的意思，如果她不僅對他吼叫，還不認得他，如果她徹底遺忘了他，他能接受嗎？數不清數量的領帶。不過話又說回來了，艾德溫是個成年男子，一個大男人，是知道自己在做什麼，而且知道自己為何做這決定的男人。內衣褲放在抽屜裡。一定沒問題的。鞋子很整齊地排在櫃子裡。這是他答應她的。行李箱空了，我闔上行李箱。

我的胃咕嚕作響，肚子裡傳來一陣躁動不安，可能是肚子餓，也或許還有點別的什麼，總之我正要去找他們。我敲了敲門。

「請進，」爺爺的聲音聽起來鏗鏘有力。好一個大丈夫。我走進去，映入眼簾的，是一幅充滿信賴又嶄新的畫面：我的祖父母在桌旁對坐著，正一匙一匙地享用小香腸豌豆湯。祖父唏哩呼嚕地喝著。我親親祖母的臉頰，然後坐在他們身邊，看著他們喝湯。我們三個人都有一份做為飯後甜點的香草布丁，我們邊吃邊聊著以前的鄰居。鄰居們祝福艾德溫與莉亞未來一切都好，還說會想念他們。聊著聊著，感覺似乎一切如常，整個氣氛、談話內容與三人的相聚，一切就像原來那樣平常與理所當然。唯一不同的是，我無法再像過去那樣靠在暖氣管旁坐著。

那種對如常的強烈渴望讓我們相信，並且希望這樣能幫助艾德溫盡快融入新生活。彷彿這樣還不夠似的，莉亞又補上一句：「我們真幸福啊。」

「是啊，女孩，我們真是幸福，」他說。最後一匙布丁嚐起來好甜。我會心地微微一笑。

帶著交織了信心與希望的心情，我與祖父母道別。肚子裡那股不安的感覺、那個咕嚕聲好像微弱了一點，也或許是因為我已經吃飽了。

我是臨時決定的，離開艾德溫與莉亞的療養院新家後，我突然想再回他們住過的公寓看看，瑞希海姆街一號那裡。沒有為什麼，起碼從理性上看來沒有。

星期六下午，街上有點冷清。我刻意讓自己慢慢行經這條街道，我知道，這應該是我這輩子最後一次走這條路了。下星期清潔公司就會來清理，續租的人也找到了，這是房東跟我說的。好多事情都會改變，我想，不過也有些事不會有所變化，例如那間麵包店，我每次來都會去那裡買蛋糕，好幾年來，站在櫃台後面的，一直都是那個凶巴巴的金髮女子。附近那家超市也沒有變，小時候，奶奶都是在那裡買巧克力布丁給我吃。我常常一早邊看連環漫畫，一邊吃我的巧克力布丁。後來她沒辦法自己開車，就換我載她去購物。莉亞很喜歡逛街，以前她總愛拖著艾德溫一間一間地逛，逛很久很久，買些根本不怎麼需要的衣服，只不過因為艾德溫覺得她穿起來好看，她就買了那些衣服。逛超市的消費模式也一樣，我們老是買一些並不真的需要的東西。購物純粹只是一種樂趣，我們只想看那些東西堆在收銀台前的樣子。放在爺爺單人沙發前的那條小地毯、這個蠟燭、那個杯子，都是這樣來的。我們絕對找得到可以買的東西，這讓莉亞很開心。買完東西回到家後，我們會一起坐在爺爺的起居室裡，吃著鋪滿醃碎肉的小麵包。奶奶會一個一個幫我們塗抹配料，上面一層是超級多的碎肉，下面一層則塗上無敵厚的奶油。每次購物之旅圓滿結束，奶奶都會滿足地一口咬下碎肉麵包，那個畫面，我永遠都看不膩。「真是好吃啊！」她每次都這樣說，好像她吃的是全世界最美味的食物似的。「艾德溫，你也說說話啊！」這時艾德溫就會從他的報紙後面探出頭來，嘴巴塞得滿滿的，下巴上還沾著奶油。「嗯嗯，好吃。」然後傻笑。那是好久好久以前的事了。那之後，有些事情變了，但有些仍然相同。

我站在那時一起吃碎肉麵包的房間裡，爺爺的起居室裡景物依舊，看起來艾德溫好像只是出門一會兒，而不是搬走了。櫃子裡擺的還是那些書，有圖林根的風景圖片集，還有一些舊小說。黑膠唱片整整齊齊地排在櫃子裡，電視遙控器也還放在桌上，只有單人沙發不在了。小時候，每次爺爺坐在這張沙發上，我就會去坐在他翹起來的腳上。爺爺會搖搖他的腳，搖到我哈哈大笑。他邊搖還邊唱：「女生開車，男生騎馬，農夫跳跳，撲通！」唱到撲通的時候，他會輕輕讓我從他的腳邊滑下去。「再一次！」我就會這樣大喊，高興得尖叫，而爺爺完全沒辦法對我說不。長大一點後，我不能再坐在爺爺的腳上，就改坐在他的沙發椅背上，跟他一起看足球，看很久很久，雖然我對足球一點興趣都沒有，但待在爺爺身邊的感覺很好，我很喜歡他身上有股冷杉針葉的味道。

我在爺爺的房間裡待了一會兒，抽出一些書來翻看後再放回去，然後打開抽屜，再關起來。所有東西都還在。

我為什麼會在這裡？我輕聲問問自己，但其實我早就知道答案了。

來到奶奶的起居室，我坐在拉開的沙發床上。我還是小小孩的時候，爸媽離婚了，每當我媽不知該把我安置在哪兒時，我就會睡在這裡，甚至過夜。我現在二十九歲了，這張沙發還是二十幾年前那張。有些事情會改變，有些卻依然如故。那時，傍晚跟爺爺從市民農園回來時，奶奶早已經幫我塗好晚餐的麵包，切成一小塊一小塊的，上面塗了乳酪跟奶油，飯後還有藍莓加鮮奶油當甜點。

我現在為什麼會在這裡？答案再簡單也不過了。

我在廚房巡了一會兒，在食物櫃裡找到雞油菇、綠色豆子，還有德東式肉丸，裡頭有足夠吃好幾個星期的存糧。冰箱裡還有果醬、鮮奶油、可可，及百鮮牌（Becel）奶油，鹽與胡椒也仍在調味料架上。我把這些食物裝袋，能扛得動的我盡量帶走。然後我靠在我的老位子，那個跟門一般高的暖氣管邊，蹲下身來，在回家前幫自己捲一根菸來抽。暖氣管還溫溫的，幾個小時前送爺爺去養老院時，我們才關掉了室內的暖氣。我在那上面來回輕磨我的背，餘溫的感覺真好，很適合我現在的心情，所以我才在這裡。這裡是給我安全感的地方，全世界沒有別的地方讓我感覺這麼像家。跟這裡連結的記憶，沒有半點不愉快，沒有一句惡言。在我印象中，祖父母不曾大聲爭吵，更不曾對我高聲斥喝。他們的世界或許不完美，但是近乎完美。

也許我的記憶是錯誤的，也或許是時間美化了過往，不過說不定事實真的是如此。這麼美好，這麼幸福。我的祖母可能真的是位好仙子，而我的祖父就是個巨人，用他那雙強壯的手開天闢地。誰知道啊。

臨走前，我隨手帶上祖母親手編織的沙發襯墊。一點點屬於她的東西。餘溫。

幾天之後，我再度回到祖父母的公寓，艾德溫拜託我幫他取回那個鹿角燈，他可不是要送我，只是請我幫他保管，他不想它被丟掉。那副鹿角來自卡茲胡特，是他表哥為他獵的鹿。這座燈具代表一段回憶，以及珍愛的感覺。艾德溫心裡明白，他不可能再把這盞燈掛在哪面牆上，因為他不會再搬入任何一個自己的家。即便如此，我還是得幫他保管，雖然這完全不合邏輯。

我轉動鑰匙，才剛把祖父母公寓大門打開一條縫，就察覺到裡面不太一樣了。我聞得出裡頭有香菸的臭味，但我祖父母是不抽菸的。我想要開燈，不過按下開關，燈居然不亮。我摸黑慢慢走在沒有窗戶的走廊上，一邊猜想：為什麼會有菸味？為什麼燈不亮？然後我往右看，看到祖父的起居室。我花了一番工夫，才清楚意識到自己看見了什麼，也費了一些力氣，才把這一切跟現實連結起來。橡木櫥櫃的所有門都被打開，書籍、音樂卡帶、唱片、散落的紙張堆得滿地都是。我在這兒翻山越嶺，跨過腳邊的洛依·別克與詹姆斯·拉斯特，[1]以及圖林根的風景圖集，看到大理石桌上擱了一個塞滿菸蒂的菸灰缸。我瞬間了解，沒有小偷闖進來，而是清潔公司的人來過了。他們已經大致分了類，把好東西與不好的東西分開。所謂的好東西，就是還能拿去賣的，其他的就被視為垃圾，先留在原地。那個鹿角燈已經被拆下來，消失無蹤了，畢竟鹿角還滿值錢的。我在齒間吐了一口氣。對我祖父來說，這裡的每一件小東西都是寶貝，每樣東西都有它的價值。我握緊拳頭，憤怒至極。「可惡的王八蛋！」我在寂靜中嘶吼，在幾個房間裡衝來衝去。

來到廚房，桌上擺著一包被打開的乳酪，還有切片義大利臘腸，這些都是圖林根出產的好料，那幾位先生就這樣自己吃了起來。原來掛在牆上的鐘，現在躺在地

1 譯註：Roy Black 和 James Last 都是德國著名老歌手

上，指針顯示將近十一點。

奶奶的起居室裡，桌巾被丟在地上，那些有玫瑰圖案的好餐具都破了。「我要把你們殺了！」

臥房裡，所有衣服都散落在地板上，衣櫃裡是空的，床單亂七八糟，床墊高高立在牆邊。那些男人找過床下，想看看是不是有藏錢。「你們這些豬！」

我又回到廚房裡，在不吸菸的房子裡抽菸。管他的。長長吐了一串煙，我又深深吸了一口，都快把菸吃了。「我的手機呢？」我的雙手因為過於憤怒而顫抖著，連續撥了三次才撥對號碼。

「爸爸，是我。那些混蛋已經來過了。整間房子像遭小偷一樣……不，這裡的狀況比遭小偷還誇張。」

一縷輕煙裊裊升起。我大聲地吐出煙來。

「爺爺的燈不見了！我要把它拿回來！」

爸爸靜默了一會兒。「清潔公司的人本來就可以把它拿走，合約上是這樣註明的。」

儘管如此，但對我而言，燈就是不見了。「我要把它拿回來！」我對著電話大吼。問題其實已經非關那盞爛燈了，被觸動的，是更多更多的心情。那些陌生男子來過這裡，用他們骯髒的粗肥手指，把這裡翻得一團糟，像小偷一樣侵入這裡。他們是小偷沒錯，小偷！他們闖進我完滿的世界，摧毀了它。

「我要把那盞燈拿回來！」我知道我的聲音聽起來像個哭哭啼啼的小小孩，我也覺得自己確實是個孩子，如此無助。我很清楚這一切都是徒勞無功，一切都太遲了。我沒有辦法改變什麼，無法阻止時間的流逝，在這個公寓裡不能，在任何地方都不可能。說什麼有些事情會改變，有些依舊如常，都是騙人的。全都變了，沒留下任何相同的東西。無論我們多麼用力想抓住過往，都只是白費力氣，行不通的。公寓已經被翻得不成樣子，我的祖父是個老先生，我的奶奶已經失智，他們不再住在一個稱為家的地方，而是生活在一個老人療養院中。再也不會有往常那種和諧的午餐時光，再也不會有豌豆小香腸濃湯，一切都將如過往雲煙。未來，祖父會一天一天衰老，而祖母也將日復一日遺忘。

關於這一切種種，我老早就清楚明白，但我的問題並不在於腦袋，而是我的心。

跟爸爸說完電話，好一會兒後，我穿上夾克，兩手空空準備離開。除了許多回憶以外，這裡已經沒有什麼可以讓我帶走，也沒有什麼可以幫忙保管的了。我回頭看了一下走廊、廚房、爺爺的起居室、奶奶的起居室。我想，重新整修後，這間公寓一定會煥然一新。老舊的拉門、天花板上的裂縫，還有牆角邊有些剝落的壁紙，過去這麼多年來，這裡始終維持原貌。的確是需要改變，是時候了，而將因為這改變而受益的，並不僅僅是這間公寓。我拉上夾克的拉鍊，走向大門。

10

五〇年代不知不覺結束了。莉亞躺在地板上，臉撇向一邊，雙眼緊閉。她慢慢從一數到十，然後數到二十，靜靜地數著，沒從嘴裡發出任何聲音。七十五、七十六、七十七……她小心翼翼地睜開雙眼，豎起耳朵仔細聆聽。從隔壁房裡傳來他的打鼾聲，他睡著了，今天應該鬧夠了。爬起身時，她感到背部一陣劇痛。他打的。

艾德溫的婚禮過後沒幾個月，她就認識了他。弗列德是她姊姊朋友的朋友，跟艾德溫一樣是個高大的男子，有著棕色的眼睛、棕色的頭髮，是名美男子。當他在眾人間向她邀舞時，她的女孩朋友們都好嫉妒。但莉亞其實興趣缺缺，她仍深陷在悲傷中，哀悼著她的愛情、追憶她的幸福時光。艾德溫婚後馬上帶著英嘉從伯父家裡搬走，他在工作的鑄鐵廠附近找到一間公寓，位於拉琛，就在他們家隔鄰城區。雖然這樣說好像很奇怪，但是艾德溫的搬離並沒有減輕她心裡的難過，相反的，直到艾德溫人真的不在了，她的心才終於了解，一切都過去，完完全全過去了。

為了轉移自己的注意力，她答應跟弗列德跳舞。以前艾德溫跟她跳舞時，會一直讓她轉圈圈，轉到裙襬飛揚，但弗列德不會。不過他的確是個迷人的男子，老是嘴巴甜甜地稱讚她，而讚美正是她現在最需要的。他是她的安慰劑，莉亞讓自己接受他的撫慰。然後她懷孕了，純屬意外。還好弗列德知道這時他該做些什麼。一年，莉亞失去艾德溫一年之後，她和弗列德一起站在婚禮祭壇之前，當時她懷著五個月的身孕。幾個星期之後，兩人第一次爭吵。弗列德從小酒館回來，全身活像裝了兩個大酒桶般。莉亞非常生氣，氣他這麼晚才回家，但弗列德豈是願被規定何時回家之人。他對她大吼，莉亞也不甘示弱地吼回去，他就這麼動手了，打得莉亞全身青紫。隔天早上，他宣稱這只是一場意外，並保證以後不會再犯。莉亞相信了他，努力想相信他，因為她肚子裡有他的孩子。

一段時間過去了，兩人倒也相安無事。他們的兒子豪斯特出生時，弗列德高興得不得了。莉亞很滿足於那時的生活，偶爾甚至也有幸福的感覺。她並沒有忘記艾德溫，但想到他時，心已經不會痛了。她有她的丈夫與孩子，那就是她的生活。

一切的不幸，得從醫生宣布他必須截肢說起。不明原因的感染，或許是戰時什麼病的後遺症，莉亞當時也沒有細聽。「這腿是沒救了，」醫生們這麼說。整隻腳一直到大腿部位都被切除。弗列德曾因為失去一條腿而狠狠痛哭，每當幻肢痛來襲時更是聲嘶力竭。後來他裝了義肢，起初尺寸並不太合適，連續幾週，他只能在房裡一拐一拐地走，不時還跌倒在地，每每如此，他便詛天咒地，而隨著憤怒而來的，則是自憐。弗列德讓自己沉溺其中，並借酒澆愁。他每天都差遣莉亞去買啤酒，把義肢隨地亂丟。而莉亞只能告訴自己，說他一定會好起來的，他會漸漸習慣的。不過莉亞錯了。像弗列德這樣的男人，永遠不會習慣自己的殘疾，絕不可能。跟艾德溫一樣，弗列德戰時也曾從軍，但跟艾德溫不同的是，弗列德是一個忠實的法西斯份子，是個納粹，徹頭徹尾的納粹。他的皮大衣還掛在衣櫃裡，阿道夫·希特勒的《我的奮鬥》（*Mein Kampf*）仍擺在床頭櫃上。弗列德深信，「德意志種族」比其他民族要來得高貴，有殘疾的人則毫無價值。偏偏他現在成了自己眼中的殘廢，所以他只能酗酒度日，而每次他一喝酒，就會對莉亞拳打腳踢。

不過莉亞也不是每次都像今天這樣被打得這麼慘，偶爾也會有不幸中的小幸運降臨。這種時候，弗列德就會開口狂罵，罵到莉亞趕緊拎起兒子落荒而逃。「很好，給我滾！妳這個賤人！」弗列德在她身後鬼吼不停，一跛一跛地走到大門邊，上鎖。莉亞帶著兒子在漢諾威德倫區沒命地奔跑，不論是夏天、冬天、雨天或下雪天，都這樣一直跑一直跑，跑到她心想，家裡的啤酒、葡萄酒、麥酒或其他不管什麼酒，大概都已經被弗列德喝光，他也應該呼呼大睡了，才敢帶著兒子回去。回去時，她得先幫豪斯特翻牆進入住家的天井。她家浴室的窗戶剛好可容許一個瘦小的男孩鑽入，而她也總是讓窗戶半掩著，因為她不知道自己什麼時候又得逃出去，也不知道自己哪天會不會被關在家裡。

莉亞緊咬雙唇，背後傷口疼痛不堪，被弗列德打傷的地方始終沒有痊癒，每次彎腰或換衣服，都讓人痛徹心扉，用盡各種方法都無法減輕疼痛。看來又得去看醫生了。如果醫生問起，她總是說自己跌倒了，這是她一貫的說詞。

那天一大早，她準備出門去看醫生，兒子已經去上學了，弗列德則還沒從他的夜班工作回來。截肢之後，他就不再如病前去祖父經營的園藝中心工作，改去醫院值夜班，當門房。下班後他常去喝一杯，大概中午才會到家，所以莉亞有足夠的時間去看醫生，午餐也一定能準時上桌。

艾德溫因劇烈頭痛而醒轉過來，脖子也隱隱作痛，他感覺全身虛弱，已經不舒服好幾天了，現在更是難過得要死。從樓下廚房傳來英嘉發出的聲響，她已經醒了，等會兒她就會上樓來，親吻艾德溫以喚他起床，一個沒有愛的吻，跟他們的婚姻一樣。他們結婚好幾年了，但這場理性的婚姻從沒生出過愛意來。他們有一個孩子，共用床與桌子，有時週末還會全家一起出遊。生活沒有不好，反而還過得滿不錯的，不過就是沒有愛。

夏季，艾德溫會帶著他的小子回卡茲胡特玩，也就是東德，英嘉有時會晚幾天到，但更多時候是根本不去。她痛恨那地方的荒涼，也很討厭跟艾德溫在森林裡漫遊，更不喜歡去一個什麼都沒有的地方度假，買個東西得排老半天的隊，而且還沒什麼好買的。艾德溫很能體諒她，更何況這正合他意。他一點都不眷戀與他老婆一起度假的時光。他根本不想念她。

「艾德溫，該起床了，要遲到了。」英嘉的聲音，還有那個迅速的吻。

艾德溫咳了一會兒。「我覺得我生病了。」

診所裡空無一人，莉亞應該不用等很久。她在候診室等著，才隨手拿些雜誌要看，就輪到她了。檢查程序跟過去一樣。莉亞照慣例說著她跌倒的事，醫生則一如既往地不相信，然後打一針、握手道別。到這裡都還沒什麼問題，最令人不能忍受的，是醫生接著流露而出的同情眼神。那種眼神往往讓莉亞無法招架、難以消受。跟她母親的一樣，那是告訴妳他什麼都知道的眼神。

打人的明明是弗列德，莉亞是被打的那一個，但竟是莉亞覺得羞於見人。所以她總是想盡辦法隱瞞真相。被揍時，她不吭不喊，就怕被鄰居聽到。平日的穿著，也盡量選擇可以遮住所有傷口的衣服。這些偽裝通常可以奏效，所以很少聽到鄰居問說「昨晚為什麼那麼吵」，也從來沒有人看過她身上的瘀青。除了醫生，她騙不了他。但這麼多年過去了，她仍在努力隱瞞。

「我已經好多了，」莉亞主動開口，這樣說只有一個目的：想趕快出去。快快逃離現在這個窘況，逃離診療室，還有這間診所。診療室的門在身後關上，她已經急忙走到大門口，拿了掛在門邊衣帽架上的外套後，就可以離開了。

艾德溫是第一個看到她的人。診療室的門打開後，他抬頭望了一眼，想看看醫生會不會來叫他，是不是輪到自己了。結果他沒有看到醫生，卻看到她，他的女孩。

莉亞在候診室見到艾德溫的那瞬間，她的雙腿都顫抖了起來。這是事隔幾十年後，她告訴我的。「我以為我要昏倒了。他讓我覺得目眩神迷。」她總是這麼說，好像故事就到此結束似的。「然後呢？後來怎麼樣了？」我問。奶奶遲疑不答，流露出極為害羞的神態。「然後，真愛鋪天蓋地席捲而來，」她說。就這樣。只有偶爾她心情好時，才會再多說一點點關於那之後一兩個小時之內的細節。其實也沒有什麼不可告人，或什麼不能跟她成年孫女說的事，然而，在她有生之年，她始終沒和旁人提起過這件事，在她的觀念裡，那依然屬於不可道出之事。總而言之呢，莉亞在候診室遇見艾德溫時，雙膝不聽使喚地顫抖。他們一起離開診所，真愛鋪天蓋地席捲而來。

莉亞回到家時，已經大中午了。她把鑰匙插進孔內，發現仍得旋轉兩次才能打開門鎖時，她鬆了一口氣。這表示弗列德還沒到家，如果運氣夠好的話，他也不會發現她出過門。她匆匆忙忙脫了外套，從櫥櫃裡拿出馬鈴薯，坐在廚房餐桌旁開始削皮。她的手敏捷地削著，沒多久，半個盆子就滿了。這時家門打開，她聽到弗列德的聲音。

「莉亞！」

「啊？」

「來幫我一下。」

莉亞快快把刀子放到一旁，連忙奔到走廊，並暗自祈禱，希望這回烈酒跟啤酒下肚只讓他感覺疲累，而沒有引發他的暴怒。她跟往常一樣屈膝幫弗列德脱靴子，他也作勢讓身體向前彎，這時她才突然察覺，今天他呼出來的氣息竟然沒有酒味。沒喝啤酒、沒喝葡萄酒，難道弗列德戒酒了？如果沒去喝酒，那他整個早上去哪裡了？莉亞把這一團疑惑往肚裡吞。

「午餐還沒煮好，」她說。

「我累了，」弗列德答，「煮好再叫我。」

莉亞把靴子放進鞋櫃裡。他沒發現她外出、他沒有生氣，甚至居然沒喝醉。莉亞嘆了一口氣，走進廚房，坐在桌邊，手中拿著削到一半的馬鈴薯，小小的罪惡感悄然爬上心頭。

一年以後，某個星期六中午。

「這是什麼？」弗列德問，凶巴巴地看著莉亞遞給他的盤中食物。

「是炒馬鈴薯。」

弗列德把盤子推開。

「我不要吃這個噁心的東西，我要吃豬排。」

「我今天沒有買豬排，改天再做給你吃。」

她得到的回應，是食物連同盤子全都被掃在地上。

「我要吃豬排！」

「弗列德，我很想煎給你吃，但是商店都已經打烊了。」

「那就去火車站那裡買。火車站裡的商店還開著，不是嗎？」莉亞沒有回答。她跪在地上，默默收拾散落一地的炒馬鈴薯。清理乾淨後，她脫掉圍裙，穿上外套與鞋子，準備出門去火車站。其他的，她想都不敢想。過去幾個月以來，她只冒過一次險頂撞弗列德，最後，他蹬上兒子的滑板車，發狠狂追逃命中的莉亞，手中還抓著一把斧頭。

莉亞花了兩個鐘頭來回火車站，一進家門就站到爐邊煎豬排。這時弗列德早已躺在沙發上呼呼大睡，莉亞出門期間，他灌了好幾瓶啤酒，等到莉亞煎好豬排端到他面前，他才醒了過來。

「這是什麼？」

「你的豬排。我剛剛去火車站，然後……」

「這是幹什麼？我又不餓，」弗列德說。

然後轉身繼續睡他的覺。

莉亞瞥向她丈夫、望著盤中已經變涼的食物，以及客廳茶几上的空啤酒瓶。她又看看自己，瞧瞧這個每日在此生活，卻讓她無可遁逃的地獄。她是他的妻子，只有死亡能讓他們分離。莉亞無法離開弗列德，就算他讓她走，就算他沒把她打死，一個帶著孩子的婦人就是難以生存，不管身在哪個時代都一樣。「只要他戒酒，就會好轉，」莉亞讓自己這樣想，不過其實她比誰都清楚，弗列德絕不會戒酒的，即使醫生時常耳提面命，他也不當一回事。「如果您繼續這樣每天服藥還喝這麼多酒，總有一天會要了您的命，」醫師每次都這麼說。莉亞知道，弗列德常服用劑量很高的止痛藥，腿的疼痛讓他不得不服藥。但據醫生說，長期服用藥物搭配酒精，不僅會傷肝，還會讓所有內臟都毀壞。但弗列德從來沒有認真看待醫生的嚴重警告，他頂多讓自己改喝酒精濃度低一點的酒。所以他不喝烈酒了，但還是照喝啤酒與葡萄酒。不過這也不表示他真的不再喝烈酒，他只是不再主動叫莉亞去買，但如果哪天桌上放了一瓶烈酒，他仍會毫不猶豫地一飲而盡。這是所有酗酒之人都有的習性。他這輩子都不會戒酒的，莉亞這樣覺得，回想過去這些年來，他不知道多少次承諾戒酒，也不知苦苦哀求了多少次，要她相信他，但從沒有一次做到過。想到這裡，另一個想法同時浮現在莉亞心頭，她這輩子從沒這麼清晰明確地體會到這點：他永遠也不會停止對她的家暴。

或許是在她大徹大悟後的隔天，又或者是更多日子之後，很難說得清莉亞內心掙扎了多久，也不知她反反覆覆考慮了些什麼，總之最後她終於明白，她已經沒有別條路可走。於是某次她又去幫弗列德買酒時，心裡便暗暗決定，就從此刻開始，莉亞不再買啤酒給他，從今以後，她只買烈酒。

11

「救命，救命啊，他要把我殺了！他快把我打死了！」

莉亞呼天搶地，叫聲從房間傳到走廊、廚房、休憩室與餐廳，她的呼喊迴蕩在每個角落。

「為什麼沒有人要幫我？」

我的祖母蜷縮在輪椅裡，害怕得全身顫抖，雙手遮在臉前想保護自己。她大聲呼救，希望隔房鄰居或護士可以趕來救她，這樣她就不必遭受拳打腳踢。艾德溫站在莉亞身旁，手上拿著鞋拔。他剛穿好便鞋，才把鞋拔從鞋子裡抽出來。

「莉亞，是我。」艾德溫的語氣很溫和。「是我，妳的艾德溫，不是弗列德。莉亞，我的女孩。」

但莉亞滿臉驚恐地看著他，她直視他的臉，但實際上又沒有在看著他。

艾德溫試著繼續安撫她，輕輕拂過她頭上稀疏花白，已近乎絨毛狀的頭髮。但不久他就放棄，離開她的房間。沒有用的，她現在的意識停留在過去某處，某個他無法觸及的地方。幾個小時之後，等他們坐在一起吃午餐時，她就會忘了這一切。這種情景日復一日地上演著。有時候艾德溫會暗自希望，乾脆自己也失智算了，這樣他才可以忘記她的眼神，那種她以為他是弗列德、流露出畏懼的眼神。可惜人生往往事與願違。莉亞害怕地蜷縮在輪椅裡的畫面深深攫住他，如影隨形，一點一滴地侵蝕他的心，在夜半時分潛入他的夢中，一刻也不放過他。

那是冬季裡的某一天，艾德溫搬入療養院兩個星期之後。那天，莉亞開始驚恐呼救，開始把艾德溫當成那個早就不存在，根本不會出現在他們倆生活中的人。而某個冬日，艾德溫也開始自問，他還能這樣忍受多久，「她的病可能永遠不會好了」的念頭從此在他心頭縈繞不去。

又一天，好心情的艾德溫正要動身去她房間，他們昨天才一塊兒散過步，一同度過和平美好的一天，沒有怒罵、沒有難聽的話，他推著她的輪椅走了一個小時，經過離療養院不遠的萊納購物中心，一位看護小姐陪著他們瀏覽櫥窗，艾德溫幫自己添購了幾雙新襪子，也幫莉亞買了一條紫色的圍巾。

艾德溫滿心歡喜，拄著拐杖慢慢沿著走廊前進時，嘴裡還吹著口哨。進入莉亞房間時，看到她正坐著輪椅上，在自己的衣櫥前翻箱倒櫃，把抽屜裡的內衣褲、襪子翻得亂七八糟。

「妳在找什麼？」他關上門時隨口這樣問。

莉亞抬頭看著他，臉蛋扭曲成一副醜惡的面孔，眼睛瞇成一條細縫。

「你偷了我的錢！」她顫抖的手指向艾德溫。

「莉亞，妳在說什麼啊？」艾德溫問。從她眼裡，他只看到一股憤怒。還有恨。昨天的幸福時光在瞬間消失無蹤。

「你偷了我的錢，」莉亞又說了一次，再度用手指著他。

「莉亞，我這輩子從來沒有拿過妳一毛錢！」他吼出來的話語穿透走道，在整個療養院裡迴蕩。艾德溫的耐心損耗殆盡，再也沒辦法好聲好氣。他開始對她吼叫，心想，或許這樣她就能了解，說不定這樣能讓她恢復理智。然而，無論艾德溫輕聲或怒吼，他所說的話，沒有一個字能進入她的世界，她已經愈來愈以那裡為家。那是一個艾德溫無法跟隨的世界，即便他就在她身邊。

當天稍晚，下午時分，艾德溫與莉亞兩人一起坐在休憩室，艾德溫在看報紙，除了翻頁的沙沙聲，四周一片寂靜。這裡的人都昏昏沉沉的，連籠中的鸚鵡都安靜得不得了。莉亞坐在艾德溫對面，艾德溫翻報時，看了她一眼，笑了笑。她也回以笑容。然後，她傾身靠向身邊那位陌生的婦人，她們倆其實完全不認識，一句話都不曾說過，但莉亞把手擱在陌生人的耳邊，一副交頭接耳，像要告訴她什麼祕密的樣子。但因為莉亞忘了打開助聽器的開關，原本她要輕聲交換的耳語，竟然大聲到所有人都聽得見：「我老公在外面一直有女人，每天夜裡，她都坐在他腿上。他以為我沒看到，但是我都知道。」

艾德溫把報紙放到一旁，站起來轉身就走。背後投來那些婦人的驚異眼光。幾個小時前他才吼過莉亞，現在他只想保持沉默。他對這位女子已經無言以對，即使她曾經是他的最愛。

艾德溫離開的時候沒再看她一眼。他走過廚房與護理室，經過莉亞的房間，沿著走廊繼續往前走，直到他現在住的房間。他自衣架取下米色皮夾克，帽子還擱在衣櫃上。外面天氣並不是太好，現在是秋天，不是舒服的金色秋日，天色灰灰暗暗的，但艾德溫現在亟需呼吸新鮮空氣，他需要好好想一想。腳才剛跨到門前，他就感到脖子邊有一股冷風襲來。艾德溫把領子翻高一點。往下走向那個大十字路口時，他問自己：她為什麼要這樣做？跟不認識的人說我在外面有女人，不認識的人耶！為什麼要這樣侮辱我？他在十字路口右轉，沒想著要走太遠，他的體力不行。他只想走到那個轉角處，只是想出來，逃離那個窘況。天啊，女孩，艾德溫想著，我已經不認識妳了。現在的莉亞是這麼的陌生，大多數時候，她好像是另一個人。他的莉亞是真誠、好心腸、熱於助人的，她絕不可能會認為他偷了她的錢，更不會懷疑他有別的女人。但現在這個莉亞卻會，這個莉亞給人很負面的感覺，對什麼都不滿意。

風變大了，艾德溫迎著風繼續前行。她不是這個意思，他告訴自己。之前這招每次都管用，能幫助他減輕心中的痛楚。那時，是指他們還一起住在家裡時，那時莉亞即使罵人，也不會像現在這樣罵到人盡皆知。那個時候，至少他還住在熟悉的環境裡，有他習慣和喜愛的事物。但現在，什麼都是陌生的：療養院、其他住戶、看護人員與這裡的伙食，沒有一樣讓他感覺像在家裡，連莉亞都不是家裡那個莉亞。他該如何面對這一切？艾德溫自問。他必須原諒她，別無他法。但他不知道他還能原諒多久、原諒多少次。艾德溫再度向右轉，從療養院的側邊回去。他的頭沉重地垂著，好像受了重傷。我還要這樣忍耐多久？他找不到答案。艾德溫再度站在老人療養院的大門前。他抬頭挺胸，努力深呼吸。能多久就多久吧，他告訴自己。但自己到底還能承受多久呢？

他腦中的思緒像在轉圈圈一樣，每當他覺得夠了，就自動再轉一次。艾德溫走進去，回到療養院中，他搭電梯上二樓，回到自己房間。殫精竭慮，再沒力氣多想了。他今天不想原諒莉亞，或許明天再看看吧，他現在只想躺下就睡。艾德溫累了，無止無境的疲累向他襲來。

隔天，艾德溫獨自待在房間裡；再隔天，單獨待著；又一天，還是寧可獨處。他不想去莉亞身邊，不想再握著她的手，跟她說，一切都會好轉。他很無力。過去這段日子以來，他已經耗費了太多力氣，他現在寧可自己待在房間裡，讀讀報紙、看看電視。艾德溫很寂寞，雖然他其實可以不用這樣獨自一人，他可以加入坐舞活動，或跟其他人一樣，享受早晨時光的讀報服務。但這些安排對他來說毫無意義。艾德溫喜歡自己讀報，如果要跳舞，他也只愛站著跳，而不是坐著。他之所以搬來這裡，並不是為了參加這些活動，也沒想在這兒結交新朋友。艾德溫搬進這個療養院，唯一的目的就是要待在莉亞身邊。但現在，他卻連待在她身邊都不想了。不久前他還請教看護小姐，他該怎麼做才能改善現狀，怎麼做才能與莉亞好好相處、緩和她的怒氣與侮辱，並且治療她的病。即使只剩一線希望可以懷抱也好。看護小姐聽完之後凝視他良久。「路德維希先生，」她說，「這病治不好的，您也知道，不是嗎？」從此，爺爺真的停止盼望。

日子一天天、一週週地過去。第一場雪飄了下來，時值十二月，聖誕節已然到來。為了歡度這個愛的盛宴，我們全家來到療養院。我的父親、他的妻子，還有我。從我有記憶以來，每個平安夜下午，我們都齊聚祖父母家裡。艾德溫總會在他的起居室弄一棵小聖誕樹，那樹其實是用他在市民農園撿來的杉木枝枒拼湊起來的，歪歪斜斜，上頭還掛了太多的閃亮飾帶與彩球，樹下則放置一個小小的耶穌誕生馬槽，那是好久好久以前，我跟爺爺一起用木片與假草做的。我們先在奶奶的起居室裡喝咖啡，時候一到，爺爺就會搖鈴喚我們過去，然後大家在那兒喝香檳、拆禮物。每一年我們都進行同樣的儀式，也年年重複相同的爭吵。爺爺老是想開第二瓶香檳來喝，奶奶便會抗議說不行，爸爸解釋他稍後得開車。每年都搬演著同樣的劇碼，而結論就是不能再開一瓶。「好吧，不開就不開，」爺爺總是不甘願地說著，然後像個小小孩一樣失望地鬧彆扭。最後，奶奶總會答應他再開一瓶香檳，難得聖誕節嘛。

今年，我們在走廊盡頭的那間會客室裡歡度聖誕。坐在那個牆面掛著非洲風格木刻畫，皮都快磨破的皮沙發上。屋內一角擺了一棵聖誕樹，樹很小但挺直，裝飾著乾草編的星星。蛋糕是我們帶來的，但在療養院裡卻不能喝香檳。這裡禁酒，即使是聖誕節也不能破例。雖然跟以前的慶祝方式不同，但還是可以很溫馨的。奶奶看到我的時候笑了。她穿了自己最好看的上衣、戴上心愛的首飾。我在她臉頰上親吻問好，她的氣色看起來比上次見面時好多了，長褲與上衣都緊了些。她變胖了，兩頰也很紅潤。

「爺爺呢？」我問，有點氣喘吁吁的。跟往常一樣，我每次都會遲到一下下，大家早就開始慶祝了。沒人回我的話，奶奶也什麼都沒說，就只是坐在那裡，微微笑著。

「他在他房間裡，」我爸爸終於說了幾個字，遞給我奶奶一塊蛋糕。

「那我趕快去找他來，」我說。

打開爺爺房間的門後，我花了一會兒工夫，才找到他藏身的地方。在室內最裡端的角落桌旁，卡在床與窗戶之間，只有床頭燈亮著，艾德溫穿著自己最帥的一套西裝，坐在半昏暗的燈光裡。我走進去，伸出臂膀跟爺爺擁抱，互道聖誕快樂。

「爺爺，你為什麼不去奶奶那裡跟大家一起過節？」我鬆開擁抱的雙手，問他。爺爺坐回他的單人沙發上，雙臂交叉。

「我不想。」

「為什麼不想？」

「就是不想！」

「可是爺爺，今天是聖誕節耶。」

艾德溫一句話都不說。我發現跟他爭辯是沒有用的，我爺爺很固執的，就跟我一樣。雖然我跟他根本就沒有血緣關係，但我們在這方面極為相像。只要是我們不想做的事，打死都不會去做。所以我退而求其次，乾脆坐在他身邊。

「這個，」艾德溫指了指桌上的包裹，一旁還有一張聖誕卡。「從圖林根寄來的。」

我拿起卡片，閱讀上面僅有的寥寥幾行字：「祝你們聖誕快樂。我很懷念與莉亞及你共度的美好時光。你的霍斯特。」

霍斯特是艾德溫的表哥，住在卡茲胡特。我祖父母回去度假時就住在他家，每年都與他們夫妻度過愉快的時光。而每逢聖誕節，霍斯特都會寄一盒圖林根香腸來給他們。那是一種碎肉腸。我瞧瞧那個包裹，果然是碎肉腸。

「真好，」我說：「那現在，我們去找他們吧。」

「妳去吧，我沒有心情過節，」他說。

「你為什麼心情這麼不好啊？」我問。爺爺沒有回答，兩眼直直瞪著那盒香腸。我了解，這就是他的回答。這段日子以來，他天天忍受莉亞的攻擊，不斷努力讓自己從一次又一次的打擊中站起來，讓自己再度有勇氣與力氣去面對。現在，表哥寄來的包裹出現在他眼前，當他和莉亞兩人過得幸福美滿時，每年都會收到這份禮物。而今，這盒香腸成為壓垮艾德溫的最後一根稻草。

「爺爺？」

「嗯。」

「我有帶好東西來喔，」我邊說邊從手提袋裡摸出一小小瓶香檳，還有兩個紙杯。是我偷渡進來的，想讓艾德溫高興一下。我旋開瓶蓋，倒出一點香檳。

「聖誕快樂，爺爺。」

「聖誕快樂，娜迪妮。」

我們乾了紙杯，沒發出聲音，然後我開始東聊西聊，因為我實在受不了眼前的低氣壓。我跟他說了我們跨年夜的計畫，我和堤諾打算跟一群朋友在湖邊租一間小木屋狂歡。那小木屋有一個小花園，跟他們的市民農園差不多大。艾德溫裝出一副仔細聆聽的樣子，偶爾喝一口小酒，臉上還展現驚異的表情。我知道他其實覺得這酒不好喝，只是裝模作樣討我開心。

等艾德溫覺得跟我玩夠了，就說：「妳過去他們那邊吧。」他想自己一個人待一待。

我後來又跟爸爸及他太太在會客室跟莉亞繼續待了半小時左右。我們幫忙拆開帶給奶奶的禮物，她已經沒有辦法自己動手了，她的手因為風濕而嚴重腫脹，指頭還顫抖著。我們送她沐浴乳及乳液、一些日常生活用品，還有一個她向來很喜歡的紅色聖誕星星，外加巧克力牛軋糖，可以讓她舔得津津有味。奶奶很高興，至少她從頭到尾一直笑著，不過她沒有問起爺爺，我們也不知道她到底對那些禮物有什麼感覺。

「奶奶，妳看！」我們每開一樣禮物就這樣說。

「好棒喔。」她也每次都這麼回應。但她說出口的話，不知怎麼，聽起來像是套好的台詞，如此有禮卻不真實。

拆完禮物後，我們試著跟奶奶聊天，稱讚屋裡的聖誕樹裝飾得很漂亮。

「那個裝廢棄物的集裝箱訂了嗎？」她問。

等看護小姐終於帶莉亞回去就寢時，感覺大家都鬆了一口氣，賣力盡著義務的我們快累癱了。臨走前，我還給了奶奶一個飛快的吻別。「保重唷，奶奶。晚安。」其實那時才晚上六點過後沒多久。

我又回到爺爺房間，他的房門半掩著。我從門縫望進去，看到他還坐在桌旁，用一把小折刀，就著桌上燈光切圖林根香腸。那畫面讓我很感動，他就那樣坐著，完全沉浸於手上所做的事情。他的思緒顯然飄得很遠，或許在圖林根，也可能正想著過去多年我們在他家過聖誕節的情景。我站了一會兒，靜靜看著他把香腸切成一小塊一小塊，然後才踏進房間裡。

「爺爺，我只是要跟你說再見，我要回去了。」艾德溫繼續切著他的香腸。

「妳要來一小塊嗎？」他邊問邊用刀尖叉了一小片給我。

我吃了一塊，他也是。我們並肩坐了一會兒，嘴裡嚼著香腸，然後我就起身道別。我關上他的房門，沿著走廊，經過奶奶的房間。十二步，艾德溫與莉亞只相隔十二步之遙。但是在平安夜這個本應是愛與寬恕的節日裡，他們卻各過各的，兩個人各自孤單。我要離開這裡了。

當天稍後，我在爸媽家吃晚餐時，奶奶正在療養院裡睡覺，我爺爺則坐在相鄰不遠的房間裡，吃他表哥寄給他的香腸；當我跟媽媽聊天聊到深夜時，艾德溫卻站在莉亞的床邊，輕輕執起她的手，沒有吵醒她，只在心中默默祈求她的原諒。某個想法已然在艾德溫的腦中成形了，艾德溫決定搬出去，為自己尋覓另一個新家，一個沒有莉亞的家。

艾德溫決定離開莉亞。他已經徹底了解，他沒有辦法治好她的病，他知道這種病不但不會痊癒，而且只會日漸惡化。儘管那完全不是她的錯。「阿爾女士沒有說謊，」他曾跟護士小姐這麼說，因為莉亞告訴大家，她的丈夫會打她，有無數個外遇對象，還偷她的錢。「但她說的是過去的故事。」每天他都聽到她在療養院裡大聲控訴，還得忍受護士們投來的異樣眼光。艾德溫不想再承受這樣的痛苦了，他不想等哪天，當他和莉亞面對面時，心中只剩下憤怒與怨恨。所以他決定離開，這樣才能保留一些畫面，留住她的美好，還有他們共有的經歷。艾德溫決定在遠方愛著莉亞，在他的記憶中，愛著她。

我們花了六星期的時間，才找到位於城市另一端的一間養老院。坐落於別墅區的這個處所離森林不遠，本身還有一座大庭院。居住在此的人數不多，每個人都能擁有一間舒適的單人房。艾德溫將在這個世外桃源尋回內心的寧靜，重新檢視生命，跟自己和解。他說，他要再度出門散步去了。

那是二〇一一年一月三十一日，祖父母共度的最後一個日子。我又一次陪爺爺打包他那兩只皮箱，只花了不到半小時間就整理好了。當人所剩無幾時，收拾起來是很快的；而當人不再抱存任何希望時，離開也變得比較容易。然而，這樣真的是對的嗎？我一邊整理第二只皮箱，一邊這樣自問。我們可以這樣拋下一個人，只因為她失智嗎？我們可以這樣離開，由於實在太辛苦太困難了嗎？我爺爺做的決定是合乎道德的嗎？或者那只是一種自我保護呢？他離奶奶而去，我應該要生氣嗎？我生氣，是因為他承諾過永不離棄，而現在卻自毀承諾嗎？

我看著爺爺拄著拐杖，巍巍顫顫地在房間裡徘徊。他臉色灰白，身形日益削瘦，已經年近九十了。所以我是不是可以揣想，他實在沒有力氣了？即使是對我而言，去探望祖母也漸漸變成一件很吃力的事，我無法了解她，我再也認不得她，待在她身邊，讓我覺得她很陌生。但當我遠離一些，反而比較能夠感受到那熟悉的親近。我發覺自己在找藉口盡量減少去探望她的機會，單單只有幾個小時我都難以忍受了，又如何能要求艾德溫爺爺日夜承受呢？

打包好後，我去休憩室帶奶奶過來，把她推到桌邊的爺爺身旁。他們在他的小房間裡面對面坐著。艾德溫想要感謝莉亞曾給他的美好時光，也想跟她解釋，為什麼他決定要走。但莉亞已經完全無法理解艾德溫說的話，只顧著問他，有沒有看到她找了好久都找不到的毛皮大衣，還問我，可不可以把她的雙腳放到我的手提袋中讓我帶走，因為那讓她很不舒服。

我們一起把奶奶送回前面的休憩室，把她連人帶輪椅一起推到那群等待的人們之中。他們總是在等待著下一餐，盼著明天與下次訪客的到來。至於艾德溫什麼時候會再來這裡，他自己也不知道，他甚至不確定自己還會不會來訪。他是如此茫然，就如同他第一次來這裡探望奶奶時，站在她面前那樣。我們該如何跟自己深愛的人道別呢？艾德溫傾身彎下腰來，給她一個親吻。

「再見，女孩，」他說。旋即轉身離開。

我已經在走廊電梯前等著他。「妳看見了嗎？」腳才剛踏進走廊，門的把手都還沒鬆開，他就這樣問我，不等我回答，他便說道：「我這輩子最真摯的愛情就這樣結束了。」

電梯來了，我們踏進去，身後的門喀拉一聲，輕輕關了起來。

12

莉亞站在鏡子前，猶豫不決，她的手上拿著一件小圓點洋裝，身上則穿著過於樸素的衣著。這兩件衣服都很舊了，畢竟莉亞已經很久很久沒有買洋裝了。為什麼要買呢？洋裝是穿來跳舞用的，但莉亞早就不跳舞了。莉亞只去買菜，偶爾到弗列德和她一起買的那個市民農園走走，除此之外，就只有煮飯、掃地，還有三不五時的一頓打。這就是她的生活。

莉亞看著鏡中的自己。老了，眼睛四周出現許多細紋，下垂的眼瞼讓她看起來一臉疲憊。跟弗列德一起生活的那些日子在她身上留下了痕跡，先是深深埋藏在她的靈魂裡，後來便浮現在皮膚上。莉亞端詳了自己一會兒，目光隨後落在鏡子裡的雙人床上。床的一邊空了，只剩右邊屬於她的床位還鋪著床單，左邊的床墊已空無一物。那邊的床頭櫃上本來擺著一本《我的奮鬥》，現在則擺了一束花。買菜、煮飯、掃地、三不五時一頓打是她不久前還在過的日子。直到一九七一年五月為止。現在，莉亞已經守寡兩個月。

門鈴響起時，莉亞還站在鏡子面前。其實她一點也不想出去玩樂，不想跟一群醉醺醺的男人周旋，她根本對男人倒盡胃口。如果問問她內心底層的願望，她真的寧可待在家裡享受一個人的寧靜，或許看看電視，吃份鮮奶油小藍莓都好，但莉瑟羅塔卻緊迫盯人。「妳得出門去透透氣，」她的好姊妹這樣說。「得出去見見人了。」莉亞知道莉瑟羅塔說的沒錯，生活還是得繼續，雖然她一點活著的感覺也沒有。「可是我還沒有準備好，」莉亞這樣跟她說。「誰說的，妳當然準備好了，」莉瑟羅塔如此回答。

奶奶從來沒跟我說過，弗列德到底是怎麼死的。她的兒子，也就是我爸爸當時已經搬出家門。弗列德死的那天，他二話不說就去了迪斯可舞廳，為的是慶祝。他沒有出席葬禮，直到今天，都不曾到他父親墳前弔唁過半次。但那天到底發生了什麼事？弗列德．阿爾，我的親祖父，他死的那天究竟是怎樣的情景？我想像著，爸爸知道暴龍終於倒地離去的消息後，立刻前往迪斯可徹夜狂歡。他瘋狂跳著舞著，直到汗流浹背、腳累得打結為止。我甚至不免想著，他默默在心中舉杯歡慶，因為終於不需再為母親的安危提心吊膽了。有次他跟我說，就在弗列德過世前幾個星期，他親眼撞見弗列德正在毆打他的母親。他見狀立刻衝上前去掐住他的喉頭，作勢就要揍下去。我爸爸已經長得人高馬大，比弗列德強壯得多，早就不怕他了。「你如果再打她一次，我就把你殺了！」他說。我問爸爸，他說這話是什麼意思，他回答：就是我說的那個意思。

我還曾暗自臆想，莉亞那天晚上臨睡前可能的心情。那麼長一段時間以來，首次獨自一人。或許她曾讓自己痛哭一會兒，先是因為弗列德，而後悲泣那些流逝的歲月。自始至終，她都活在恐懼之中，從來不曾感到幸福。我相信，那夜她必然感到全身虛脫，但又懷著如釋重負的心情入睡。睡得那麼深那麼沉，像是好久好久不曾好好睡過一樣。

我又想像著大家圍在弗列德墳前的畫面。莉亞、她的父母，以及弗列德為數不多的幾個朋友。她應該穿著一身黑吧，可能是裙子配著女款襯衫之類。在棺木上灑下一點點塵土，再拋下幾支花朵，說不定她還流了幾滴淚。「我們曾經擁有一些美好與不怎麼美好的日子。」每當有人向我祖母問起弗列德時，她多半這樣回答。我猜，她應該是為著那些美好時光而哭泣，也就是兒子還幼小，弗列德仍是好丈夫時的時光。大概是這樣吧。

距莉亞站在弗列德墳前已經過了兩個月。如今，在他們曾共有的睡房裡，她脫掉那件樸素的衣服，套上圓點洋裝。漢諾威德倫馬斯區（Döhrener Masch）的射擊協會將舉行一年一度的民間射擊慶典，她與好友莉瑟羅塔計畫前往參加。莉亞又往鏡中瞧了一眼，看見空了一半的床、她的洋裝，最後是自己臉上的皺紋。四十七歲了，人生已經過了大半。門鈴聲打斷了她的思緒。「我來了，」莉亞喊著。她準備好了。

艾德溫點了一杯白葡萄酒，大概是穆勒·圖爾高品種吧。跟往常一樣。他坐在吧檯邊哼著德語流行歌曲，自己一人來參加慶典。跟英嘉分手已經兩年了，並不是艾德溫提出要離婚的，他絕不會自毀承諾，那不是他會做的事。是英嘉為他解除枷鎖、離開了他。乾乾脆脆的。當天一早，她還幫他準備好上工要帶的三明治，如常給了一個不帶感情的吻道別。「晚上見，」艾德溫說。然後他就徒步走到鐵工廠上班，下班後還跟哥兒們到斜對街的小酒館喝了杯啤酒。那天早上，英嘉的行為完全沒有異樣：一樣的冷淡、疏遠，但友善。然而當晚艾德溫回到家時，英嘉已經走了，帶走屬於她的東西。除了她全部的衣服，也拆走了窗簾，家裡所有的東西，英嘉都帶走一半，包括原來用兩張單人床併起來的雙人床，也只剩下艾德溫那一邊。

艾德溫喝了一口酒，雙膝隨著音樂搖擺。雖然他的婚姻觸礁，但他心裡並不難過，或應該說，不再難過。剛開始他也著實因為英嘉用這種方式離開而咒罵了好一陣子，他氣得發瘋，無法抑制地咒罵她。多少個夜晚，他帶著自憐與怒氣流連於酒館間，試著說服自己，說他想念英嘉。但曾幾何時，當怒氣銷聲匿跡，別的女人帶給他足夠的撫慰，婚姻的感覺也日益消散後，他才清楚看到，原來英嘉只是有勇氣做了他一直想做的事而已。

艾德溫用手撥了撥頭髮。這些年來，他的頭髮稀疏許多，髮際線已愈來愈高。五十歲的中年人了，不再年輕，但也還說不上老，他雙手的力氣可不輸三十歲的男子，在鐵工廠工作，讓他的身材不但不見鬆垮，而且還英挺精實。他不像有些朋友那樣挺著大大的啤酒肚，他甚至還有肌肉。當然，臉上多少有些皺紋，但都這把年紀的人了，誰沒有幾條皺紋呢？說真的，無論怎麼看，他都還是一個很有魅力的男子。邂逅女人對他來說一點也不難，因此，總有那麼幾回萍水相逢之緣，但沒有一次是認真的。在對方家過夜是少有的事，陷入情網更是從來沒有，而對莉亞的那種愛，再也不曾出現過。

艾德溫為自己點了一根香菸，胡亂抽著。他有一點緊張。某天早上，他跟往常一樣一邊啜飲咖啡一邊看報時，突然看到了那個消息。訃聞不大，「我們為弗德利希．阿爾哀悼。」上面這樣寫著。那天應該是星期六上午，因為是不用工作的日子。他坐在廚房餐桌旁，往窗外觀望，他問了問自己，現在該怎麼辦？是應該給莉亞寫一張弔唁卡片，還是打電話給她？或者，他有沒有那個勇氣，直接去看她？

等他做好決定時，咖啡都涼了。他打算不給莉亞寫卡片，不打電話給她，也不去看她，他決定什麼也不做。畢竟去探望一個新寡婦人好像不太合宜，即使那位過世的先生是個酒鬼與混蛋。莉亞曾對艾德溫說過她跟弗列德的婚姻狀況，就是他們在診所巧遇、真愛鋪天蓋地席捲而來那次。那之後，艾德溫時常想起莉亞，但他們沒有再見面，他們倆都知道，見了面也於事無補，一切都跟原來一樣。但艾德溫還是常常想著，不知道莉亞過得好不好，也會暗自盼望，如果自己可以是她身邊的男人，而她也能陪在他身旁該有多好。這個盼望已經存在他心裡好多年了。

如今，弗列德死了，艾德溫離婚了。仲夏時節，連空氣都是溫熱的。秋天似乎還很遠，而夏日猶長。艾德溫站在射擊協會的吧檯邊，他前來參加的是莉亞家這區的慶典。

慶典裡的人彈奏著德語流行歌曲，有人正唱著紅玫瑰、紅嘴唇與紅葡萄酒這類歌詞。莉亞一眼瞧見吧檯邊的艾德溫，她對他微微一笑，兩腿又不聽使喚地顫抖著，就跟那天在診所巧遇時一模一樣。而她也跟那天一樣，幾乎是不由自主地、很自然就朝他走去。

「艾德溫，你好嗎？」莉亞問。

「還不錯，」艾德溫說。

他們倆沉默了一會兒。

「英嘉好嗎？」莉亞終於問了。

「我離婚了，」艾德溫簡短回答。莉亞說不出話來，她沒有說真是遺憾之類的話，因為她不覺得遺憾。

「那弗列德好嗎？」雖然早就知道弗列德死了，艾德溫還是刻意詢問，他不想讓莉亞曉得他已經知道這個消息，更不想讓莉亞察覺他刻意做的某些事情。

「他已經死了，」莉亞回答。艾德溫說不出話來，他沒有說真是遺憾之類的話，因為他不覺得遺憾。

他們在吧檯邊站了半小時，或者再久一點。他們開始閒聊，東拉西扯的，就如當時在馬斯湖邊第一次散步，也就是留下兩人初吻的那次情景再現。莉亞因為他說的趣事而開懷大笑，艾德溫也因為莉亞的笑而頗為自得。艾德溫講故事給她聽，莉亞聽得很入迷，無論他說什麼她都相信，因為說故事的人是他。等艾德溫的故事都講完了，想不出還能說什麼時，莉亞告訴他，幾年前她考上了駕照。「我有一輛車，」她說，而艾德溫也完全了解她的意思。他們離開慶典，開車穿越小鎮。莉亞開車，艾德溫坐在一旁。開到森林某處，他們下了車，遠遠看起來，他倆就像是一對情侶，雖然不再年輕。「天啊，莉亞，妳還是跟以前一樣美，」艾德溫忍不住讚嘆。然後，真愛鋪天蓋地席捲而來。不久，他又說了：「我的女孩，我答應妳，這次我絕不會再讓妳走了。」

那天，艾德溫對莉亞許下承諾，答應永遠留在她身邊，他說這些話的時候，並不像當初許諾英嘉時那樣漫不經心，他已經不再是十九歲的小夥子了，他知道和另一人共度一生是什麼意思，他也知道相愛容易相處難，說不定哪天還會覺得對方很煩，煩到想把她趕走，他更知道，他們倆都得漸漸面對年老與疾病。他對一切了然於心。一九七一年七月一日，艾德溫承諾莉亞，從今而後，無論發生了什麼事，他將留在她身邊，直到永遠。而就在同一天，他搬入她家一起生活。

13

三十九年六個月又三十天後，我陪爺爺來到他的新家。這是一棟古老的別墅，坐落在市區邊緣最好的住宅區中，環繞四周的也是一幢幢的別墅。以前這棟房子裡可能住了一戶富有人家，不過現在卻住了十幾位老人。爺爺即將入住的這個養老院小巧精緻，並且散發出他所渴望的家的氣息。休憩室裡向外延展的玻璃窗讓午時溫暖的陽光灑了進來，一旁的桌上插著鮮花，牆上則掛了一些相片及住戶的手作飾品。艾德溫的房間並不是很寬敞，但很舒適。從房間的窗子望出去是一片綠意，不像拉琛區那間老人療養院那樣，只能看到一堆水泥。房子後方有一片種了櫻桃樹的花園，露台上還擺了供人使用的桌椅組。養老院不遠處是個小森林，有興趣可去散散步。夏天時，街坊鄰居的孩子們還會在街上玩耍。艾德溫即將搬入的住所是一個能讓人安心生活，即使面臨死亡也不會恐懼的地方，說它是個世外桃源也不為過。

但今天的艾德溫視而不見這種種美好，他仍陷溺在與莉亞道別的哀傷中。我們話不多，我只是默默地把他的家當再度放入新櫃子中。其實也沒有太多可以說的，我祖父不屬於那種隨時習慣吐露心聲的世代。我也選擇不問，如果他說出他的感受，我還真不知該如何安慰他，那種「過一陣子就沒事了」之類的話，我實在說不出口。站在祖母療養院的電梯口時，祖父說了，他一生最真摯的愛情就這樣結束了。這種感情不會再有了。

要離開時，我緊緊擁抱了艾德溫，久久不放。雖然我不知道在生命的尾聲痛失摯愛是什麼感覺，但我知道失戀是什麼感受，那種椎心刺骨之痛，痛到讓人幾乎不能呼吸，認定事情永遠都不會變好，我理解那種心情，那是即使慢慢變老、歷經風霜後，也無法抹滅的痕跡。

所以我不去打擾他，只是靜靜看著祖父悲苦的面容。從外表看來，他很哀傷。除此之外，還有更深一層的情緒：艾德溫對自己很失望，因為他沒有信守承諾。我衷心希望，他心中的傷痛能隨著時間流逝而平撫。但是，他能慢慢原諒自己嗎？

陪祖父在新的養老院安置妥當後，我坐車去火車站，準備搭下一班高鐵回柏林。火車上是讓人思考的好地方，你可以看著窗外，任思緒天馬行空。我竟然很期待今天的火車之行，我想我需要這段旅程來整理自己。然而，我的腦袋裡亂烘烘一片，根本靜不下來，整個思緒紛亂破碎。我想著艾德溫對自己的失望之情，那種因為自己失信而加諸自身的譴責與無法原諒。他並不是全世界唯一失信的人，這世上曾經承諾要相守一生的男男女女，最後大約有一半會食言；而德國每兩對夫妻中，就有一對會離婚，更何況艾德溫與莉亞根本沒有結婚，他們不曾正式登記，也不曾在神之前許下承諾。然而，沒有信守這個承諾，為什麼還是讓艾德溫這麼難以承受呢？

鄰座女子講電話的聲音打斷了我的思緒，我被迫聽她詳述下個週末的開趴計畫。聽了二十分鐘後，我回贈她一副白眼，她才把電話掛了。

我的思緒又回到艾德溫以及我的疑問上頭，為什麼他的承諾對他那麼重要？我的祖父來自一個不輕言別離的時代，那個時候，丈夫得負起一家生計，婚姻中兩人的結合也不全然是因為愛情，那時的婚姻是一種義務，兩人在其中所承諾的並不是永恆的愛情，而是在生命過程中，無論順逆生老病死的相扶持與照顧。那是不太一樣的。然而，這是他願意一直待在祖母身邊的理由嗎？把承諾視為義務般接受？那是一種內在的責任感驅使嗎？或者真是一段浪漫偉大的愛情，讓他甘心承受這一切呢？可能兩者都有吧，我想。因為艾德溫跟莉亞許下承諾時，並不是出於一種義務，而是因為心中的愛戀，對莉亞的責任感是日後才滋生出來的。但無論是因為愛還是因為責任，對我來說，都很不可思議。因愛而生的承諾何以能夠無怨無悔地長存？而又是什麼樣的責任義務，能比自己本身的感受更重要？我不得其解。

但換一個角度來想，誰不希望能被如此對待呢？有個人能夠無論晴雨，永遠待在你身邊。我也希望我男友可以這樣，不囉嗦什麼，就是接受；我也希望我生病時他願意照顧我。我也想得到像艾德溫給莉亞的那種承諾，誰不想呢？但如果換作是我，我給得起這種承諾嗎？更要進一步思索的是，我有辦法信守這種承諾嗎？

要是以前，我一定很快就會說出肯定的答案。我應該會說，只要我們還在一起，等我們老了，如果你病了，我當然會待在你身邊，我絕不會把你丟在老人院跟一群陌生人在一起不管你，我會照顧你。我會像艾德溫當初所做的那樣，承諾我身邊的那個人。但現在呢？經歷了發生在艾德溫與莉亞身上的這許多事，目睹這一切過程後，現在的我還有辦法輕易對我的伴侶說，我會永遠待在你身邊嗎？

坐在我對面的那個女子又開始講電話，她抱著手機閒扯一些無關緊要的東西。

再後面那排位子上有個小孩在尖叫，還有位年輕男士手捧著滾燙咖啡，從我身旁匆促走過。我看著他的背影，想著：沒有辦法，我無法這樣承諾，再也不能。這個認知是讓人很不舒服的。我體認到，沒有「永遠」這個東西，那只存在童話之中，現在，則像肥皂泡泡那樣幻滅了。回到現實，我們所面對的真相是那麼赤裸裸、是那麼苦澀。或許我應該跟祖父說，他沒有做錯什麼，我也沒有辦法承受每天跟一個失智的伴侶生活啊，即使我承諾過永不離棄。如果我這樣安慰他，說不定他可以原諒自己。不過依據我對他的了解，或許說了也無濟於事。

我從車窗望出去，外頭竟下起了狂風暴雨。抵達柏林東火車站時，堤諾就會開車來接我，雖然我們家離火車站不過幾百公尺的距離，但他會載我回家，然後一起弄些吃的，問我好不好，聽我說話，然後抱抱我。至少今天他會待在我身邊。

找個機會，我想要問問堤諾，如果我生病了，他會怎麼做。不是肉體上的疾病，不是喔，是指我的精神出狀況的話，如果我會無緣無故對他吼叫、亂罵他，如果我變得再也不是今天的我，如果我失智，他會怎麼做。只是，我還不是很確定自己是不是真的想聽到那個最誠實的答案。

我願一生守候你，你卻忘了我的承諾

14

二〇一一年二月的看護報告這樣寫著：阿爾女士與她的生活伴侶已經沒有聯繫。總是心懷畏懼地提起亡夫。阿爾女士不時為路德維希先生感到擔心。

自從艾德溫搬出去後，這是我第一次來到這裡。奶奶給我的最後印象是坐在休憩室裡，我們在離開前把她送到了那裡。我不知道她如何經受得起跟爺爺的分離，也不知道她是否感到痛苦、憤怒或難過。她過得很好。每次我們誰打電話來，看護人員都這麼說。阿爾女士不會想念路德維希先生，偶爾會問起他，會的，但我們很快就能安撫她。他們這樣說。那如果現在她問我呢？我踏進療養院時這樣想。我可完全不知道該怎麼回答。如果她問：他過得好不好、什麼時候要回來，我可以說實話嗎？我能跟她說，他很想念她，但是再也不會回來了嗎？或者我應該要說謊呢？像這裡的看護人員說的那樣，說路德維希先生散步去了，或是還在睡覺，面對失智症患者，一般都是這樣處理的。坦白說，我也知道該怎麼做，我自己就扯過這種謊。就讀大學時期，我曾在療養院打工。麥爾太太每個晚上都在找她的先生，沿著走廊與房間找，見人就問：「您知道我先生到哪兒去了嗎？」麥爾太太總是忘了一件事：他早就過世了。而每個值班的夜晚，我都會跟她說，她先生跟另一位男士到酒館喝一杯去了，然後我會帶她去就寢，跟她說，明天一早她睡醒，他就回來了，男人嘛，她應該了解。那是一個謊言，卻也是最快速的安撫方法，唯有趕緊把她搞定，我才能夠早早下班。我不知道隔天一早她是否會繼續尋找她的丈夫，不知道她還記不記得我前一晚跟她說的話，更不知道她是否會問，為什麼她先生還沒從酒館回來。因為那時已經不是我當班，我早就不在場了。

跟療養院裡的老人扯那些謊時，我心裡沒有一絲不安，但如今我已經不太能確定，當時那樣做到底對不對。情況涉及個人時，就變得不一樣了。莉亞不是某個我不太認識的老太太，我也不再是個打工賺學費的大學生。莉亞是我的奶奶，而我是她的孫女。

所以我該怎麼做呢？欺騙自己的奶奶？因為她失智嗎？

我踏進休憩室找她時，莉亞笑了。一時之間，讓人很難相信艾德溫已經搬出去一段時日了，感覺他好像才剛走出這個大門似的。因為休憩室裡的廣播仍有一搭沒一搭地放著，輪椅上的人們一如往常，依序在桌邊塞得滿滿的，不發一語。而鸚鵡也照樣聒噪不休。療養院裡的生活真是山中無甲子，寒盡不知年。

我帶奶奶來到會客室，為我倆各倒一杯咖啡，並在心中祈求著，拜託不要問，不要問起他，最好什麼都不記得。

「妳看看艾德溫做了什麼好事！」我都還沒坐下，她就這樣指責。我不自覺地翻了一下白眼，因為不想說什麼，所以我趕忙喝了一口咖啡。還太燙，舌頭都燙到了。不過被咖啡燙到總比被話燙到好。我實在不能忍受她說爺爺的壞話，但是我也不能開口罵她，所以我必須忍下來。再來一口咖啡。還是好燙。

「妳爺爺跟穆勒太太結婚了！」她說。我聽了差點嗆到，就這麼愣了好一會兒，完全不知該笑、該反駁還是表現得跟她感同身受好。奶奶剛剛說的話，實在讓我感到既難過又荒謬。荒謬的是，穆勒太太是祖父母以前的對門鄰居，比他們年輕了三十歲。她長年替祖父母打掃、換床單，還幫奶奶洗窗簾。奶奶搬進療養院後，她每日探望獨居的爺爺一次。光是想像爺爺跟穆勒太太之間會生出什麼羅曼蒂克的情愫就令人覺得匪夷所思。但讓我難過的是，奶奶還真的因此傷心不已。她坐在我面前，像碰上了什麼悲慘事件，雙肩頹然下垂，眼裡還泛著淚光。

「哎唷，奶奶，」我只說得出這樣的回應。

「他們現在住在拉瑹區，」她說。

我真的不知該怎麼辦好，她是怎麼想到這裡來的？「妳得揣摩她字裡行間的意思，」有次爺爺這樣跟我說。「這樣就能理解她要說些什麼。」字裡行間的意思，那就是：艾德溫結婚了，住在拉瑹區。我慢慢了解了。沒錯，原來是這樣，再簡單不過了。婚後，英嘉與艾德溫搬到了拉瑹區。六十五年前，他拋下莉亞，沒有留在她身邊，不像六十五年後的今天這樣，一直守候著她。我牽起莉亞的手，輕輕地捏了捏，想稍稍安慰她一下。可憐的莉亞，她以為她先生為了別的女人離開她，她把過去跟現在的人事物混在一起了。我想到麥爾太太，想到她每個晚上都不安地尋找她丈夫，她是那麼擔心他。而每當我跟她說，她先生不久就會回來，她總是那麼興高采烈。只要跟她說，他很好，沒發生什麼不好的事，他沒有拋棄她，她就會安下心來。所以我就說：「沒有啦，奶奶。爺爺沒有跟別人結婚，他只是去圖林根了，很快就會回來的。」這是一個謊言，但莉亞聽後笑了。不說出真相好像也不見得是壞事。真希望我老的時候，也能有個女兒或孫女可以這樣扯扯謊安慰我，或編一些故事只為討我開心也好。

看護紀錄副本，二〇一一年五月：住戶太太有時顯得焦躁不安，因為她的意識仍活在過去的時空裡。她為購物、用藥、金錢與住家打掃這些事情而憂慮，並心繫伴侶的身體健康狀況。

春天降臨。第一朵花綻放，溫暖的陽光灑落了下來，莉亞的世界也多彩愉悅了起來。她對艾德溫的怒氣驟然減少，很少再把他當成那個打她、偷她東西而且不忠的男人。至於艾德溫跟鄰居糾葛的所謂外遇事件，莉亞更是早就忘得一乾二淨。

「我跟艾德溫去了圖林根，」我去找她時，奶奶這樣說。

「去卡茲胡特嗎？」

奶奶點點頭。這一陣子，她常覺得自己去了圖林根，有時候還去了哈茨山（Harz），而且身邊都有艾德溫陪伴同行。剛開始我認為她的攻擊性變弱了，這應該是個好現象，但等我跟療養院的主管聊過之後，我跟她說，我很高興莉亞不再那麼怒氣沖沖，她卻告訴我，這是正常的發展，因為奶奶的攻擊性只是失智症的第一階段症狀，包括胡謅爺爺偷了她的錢，她的憤怒情緒、妄想與幻覺，以及恐懼感受，都是很典型的症狀。

「等憤怒與恐懼這個過程結束以後呢？」我問。

「那就進入第二階段了。」她會開始在各個時空之間遊走，好比說，她會突然覺得自己身處圖林根，因為她以前去過，而她會誤以為以前的經歷是現在才剛發生的。

「然後呢？」我問。「接下來會怎麼樣？」

第三階段則進入所謂的精神退化期。奶奶會愈來愈難理解周遭所發生的事，並會不斷重複一些肢體動作、逐漸不認得自己的親朋好友。

「然後呢？」其實我已經不想再問下去了。療養院主管說，在第四階段，病患會慢慢喪失身體機能，最後連話都沒有辦法說。這時候，很多病人就只能躺在床上，這也代表來到了失智症的最後階段——「只具備軀體，精神已不在」的時期。

「那這個階段會持續多久？」我問。這很難說，有時候只有幾個月，但也有不少人拖了好幾年。奶奶的憤怒期已經過了。她目前處在第二階段。中場。我們還有多少時間呢？

我想用輪椅推奶奶去散步。離療養院不遠，大概二十分鐘腳程的地方有一個公園。我想轉換一下心情，呼吸新鮮空氣，這樣對她也好。

一位看護先生幫我為莉亞添加衣服。穿上夾克、套上圍巾，腿上還蓋了一條毛毯，這樣她才不會冷。那位先生還給了我一個小罐子，裡面有一顆藥丸。「兩點整一定得讓阿爾女士服藥，」他說。現在是一點四十五分。「沒問題，」我回答。

我們離開療養院時，陽光正好，曬在臉上暖暖的，莉亞開始說東說西，講到那個拉琛區的家，還有圖林根。我其實聽不太清楚，街上的噪音蓋過了她說的話。不過沒有關係，莉亞也沒在等我回答。我只要不時出聲說個「嗯嗯」與「是喔」就夠了。有時候她笑，我也跟著笑，但不是因為她說了什麼有趣的事，我反正根本聽不懂，而是她笑的時候真的讓我感覺很美好。

我推著她走在雙線馬路旁的人行步道上，公園比我想像中還遠。過了彷彿沒有止盡的一段時間後，我們終於走到通往公園的小徑旁。再往上爬一小段路就到了，而我使盡全身的力氣才把輪椅推到最上面去。

「妳變重了喔。」我邊喘邊說。

「這樣我們等一下一定得去吃塊蛋糕囉。」

公園後面那邊應該有一間咖啡店，我打算帶莉亞過去那裡。不過奶奶變得很安靜。

「奶奶？」

「嗯。」

「我們去吃蛋糕好嗎？」

「好。」

站在公園的小山丘上，頗有遠離塵囂之感，那群灰灰的水泥樓房也被拋到腦後。我們走過跨越小溪的一座小橋，細聽潺潺流水的聲音。我推著莉亞穿梭在從未走過的小徑中，一路聽著她說話，坦白說，即使沒有街上車輛的嘈雜聲，我也依然聽不懂她在說些什麼，但從她的音調可以聽得出來，她很高興；而只要感覺聲音有一點點變化，我就會要她看看那些盛開的花朵，轉移她的注意力。時間已經超過兩點鐘很久了，但藥丸還塞在我的大衣口袋裡，莉亞開始不斷用手摸著額頭。

「哎唷，」她小小聲地說。

「怎麼了，奶奶？」我問。「妳頭痛嗎？」

「對。」她的聲音聽起來泫然欲泣。「哎唷，哎唷，」她不停地輕喊。她的身體不舒服了，我該怎麼辦？我們離開療養院有一個鐘頭了，現在身處公園之中。我的口袋裡有一顆半小時前就該給她吃的藥丸，看護先生千交代萬交代，務必讓她準時服藥，但我只顧著找那個在公園某處的咖啡店，就這麼愈走愈遠，而且恐怕一時半刻也到不了我們想去的地方。她的頭痛是因為沒有準時吃藥所引起的嗎？是我太大意了嗎？我在心裡罵自己是笨蛋，因為害她不舒服而深感愧疚。我像發了瘋似的，加快推動輪椅的速度。後來我終於在公園深處找到一間小咖啡店，我趕緊把莉亞推到一張遮陽傘下的陰涼處，卻看見奶奶立刻放下捂著額頭的手，臉部線條也變得柔和、放鬆，這一幕看得我呆愣不已。「奶奶，妳的頭還痛嗎？」我問。

「不痛，」她說。

「那妳還好嗎？」

「好啊。」我試著把她推到陽光下，沒過幾分鐘，她又把手抬到額頭前。「妳的頭會痛嗎？」我問。

「痛。」她說。

再將她推到陰影下。「這樣有比較好嗎？」

「有。」我了解了，原來是陽光讓她覺得很刺眼。

我只是沒搞懂她到底要跟我說什麼。我暗自鬆了一口氣，因為自己原來這麼笨而覺得有點丟臉，與此同時，我也憂心不已，因為我知道，過不了多久，或許三到六個月，頂多一到兩年，我可能將完全無法理解她要跟我說的話，莉亞會連很簡單的問題也沒法回答，我也再無法從字裡行間揣摩她的意思，因為到時連隻字片語都不會再有。現下她所說的話就已經常常牛頭不對馬嘴、老是遺漏名詞了，像是現在，我就已經把陽光刺眼誤以為是她頭痛。我去拿了一杯水來，讓莉亞吃藥。第二階段、中場，我們還剩多少時間呢？

二〇一一年十月的看護紀錄上寫著：阿爾女士發自內心地掛念著路德維希先生。不時昏迷不醒，也就是昏厥。原因不明，檢查不出來。

今天是堤諾第一次跟我一同前來探望祖母，他嚷著說要來已經很久了。「你不要嚇到喔，」我在他旁邊耳提面命。「莉亞跟以前很不一樣了。」堤諾再三保證，他絕對不會被嚇到，因為他知道失智是什麼意思。說歸說，我還是可以從他的眼神中看出他大受驚嚇。

我們去看莉亞的時候，她正躺在床上，膚色慘白。一個小時前，護士才讓她躺下，雙腿抬高，幫助她全身循環恢復正常。她又昏倒了。昏厥，這是他們的說法。一種昏迷症狀，一發作，血壓跟脈搏都會降低。醫護人員解釋道，這時病人的生命跡象會減弱，好似搖擺在生與死之間。我追問導致昏厥的原因，只聽見有人回答連醫生也不知道。

「奶奶，妳看，誰來了！」我跟莉亞說話，不過更像是在對一個小小孩說話。「是堤諾唷，妳還記得他嗎？」

奶奶茫然地看著他。不記得，她不記得他了。眼前這個年輕人，以前每兩個星期會去她家一次的人，她已經把他忘得一乾二淨，堤諾已經從她的記憶裡消失了。療養院的主管曾這樣跟我說過，進入第三階段後，病人會漸漸不認得親屬。所以，我們現在邁入第三階段了嗎？我偷偷自問。但是才過了幾個月，而不是過了好幾年呀！這麼快就要進入第三階段了嗎？四個階段中的第三個，倒數第二個。但換個角度想，堤諾並不是親屬，奶奶並沒有認識他好幾十年，所以，她的惡化速度應該沒有那麼快，我們還有時間。我試著安慰自己，卻也不免自問，什麼時候她會連我也忘記了？

「哈囉，莉亞，」堤諾站在床腳邊打招呼，而我則站在她身旁。

「我們可能要開車去圖林根，這次是我想要去的，」她跟堤諾說。

對莉亞來說，不知道堤諾是誰好像無關緊要，但堤諾沒辦法裝作無所謂。「莉亞，妳的車，那輛福斯Golf，我們還一直在開唷。」堤諾試著找些可以跟她聊的話題，但莉亞只顧著自己碎碎唸，叨絮些沒人聽得懂的話。堤諾百般無奈地聳聳肩。

沒錯，就是這樣啦，我想。

莉亞繼續說：「所以……啊，那裡我關不ㄐㄧˇ來，對啦。都是因為你的關係。有，我有聽到。如果有人……」

「奶奶，妳還好嗎？」我問。

「我都無所謂啦。」這不是我想聽的答案，不過也算是一種回答。

莉亞說：「我有把夾克拿進來。給我一下。請放在那裡。」她指指自己的床。堤諾把一件用衣架掛在衣櫥外面的針織外套遞給她。「妳要穿上嗎？」他問。奶奶沒有回答，開始玩外套的釦子。

我接著問：「奶奶，妳口渴嗎？」一邊把吸管杯拿高給她看。房間裡好熱，暖氣的乾熱在屋內盤旋。

「對啊，我覺得太安靜了。」

「妳要喝點水嗎？」

「好，不過要瘦一點的肉。」我把水杯放到她手上。莉亞喝了起來，看著我們。

「豪斯特今天中午十二點……」

「爸爸今天有來嗎？」

「對啊，一直都有。」

「很好喔。」

然後呢？我們才待了十五分鐘，就已經不知道該跟莉亞說些什麼好了。如果是夏天，我至少還可以推她出去散步，指花給她看，說看這裡看那裡。但現在是秋天，我被迫只能跟她待在室內，來探望她變得很累人。而且說真的，我來的次數說不定會愈來愈少，因為莉亞讓我覺得愈來愈陌生，我不知道該怎麼做才能讓她開心，也不知道就算我來了，一個鐘頭之後，她還記不記得我來看過她。

莉亞看著我，把我從頭到腳打量了一會兒，然後說：「真是漂亮的女孩子。妳一定也愛吃肉捲吧？」

堤諾實在忍不住便笑了出來。「她剛剛是說我胖了嗎？」我問他。「我覺得是喔。」他說。我們相視大笑，奶奶也加入我們的行列。這個笑讓我們都覺得解脫了，突然之間，她不認得堤諾這件事變得不太重要，就算她可能很快將不再認得我，那也沒什麼關係了。我不再去想她昏迷不醒的事，也不去煩惱她是不是進入病程的第三階段，至少此刻我們共享了一小段美好時光，即使只持續了幾秒鐘。

看護紀錄副本，二〇一一年十二月：昏厥症狀加劇，生理機能持續退化。阿爾女士時而為不明原因哭泣。

不消幾分鐘我就發現，莉亞有些不對勁。都還沒把她推進會客室，她的眼神就開始四處飄移；一句話才剛起個頭，下文就消失無蹤。我送到她手中的咖啡杯，她幾乎沒辦法拿穩，雙手抖得很厲害，咖啡濺得毛衣上都是，我只好接過杯子，將杯緣靠在她嘴邊，一口一口餵她喝。為了讓她焦躁不安的手有事可做，我把自己脖子上的絲巾塞進她手中。從以前我在老人院打工的經驗得知，失智症病人會愈來愈躁動，但如果手中有事可做，就會感覺安定一點。但這招對莉亞好像沒有用，至少今天沒有用。

「艾德溫，」她說，然後兩眼直直瞪著雙手，動作非常生硬地折著絲巾。

「妳又跟艾德溫去過卡茲胡特了嗎？」我問。

沒有回答。

「奶奶？」

「嗯。」

「妳跟爺爺去過卡茲胡特了嗎？」

「他們說，他不會再……」

「他們說什麼，奶奶？」

「因為他不會做了。」

莉亞抬頭看了看，眼光越過我望向窗外，眼睛忽左忽右地轉著。

「奶奶，妳不用擔心。」我屈膝蹲在她面前，輕撫她的臉頰，笑著對她說。

「一切都沒問題的。」

「真的嗎？」莉亞問。

在她眼中的是淚水嗎？

「真的，」我說。

我又在她身旁坐了十五分鐘，跟她扯些我的聖誕假期計畫之類，想盡辦法要讓她轉移焦點。結果完全是我自己在獨白，她根本沒把我說的話聽進去。她的表情依然緊繃，肢體語言一樣騷動。試了一會兒後，我放棄了。她今天的狀況就是不好，我告訴自己，或許她又漫遊到哪個時空去了，下次會比較好的。一定。可能吧。

我把奶奶推回她的房間。先推她到房中央等著，然後轉身去關身後的門。

「那裡，」我關好門回到她面前時，她這樣說。「艾德溫！」她看著那個跟她共用房間，現正躺在床上的婦人。自從她住進療養院，這已經是她的第三個室友了。前面兩個都已經過世，而這個第三號，也跟前面兩位一樣，無法說半句話，無論何時都在睡覺，然後每天會有人定時為她們翻身。照護等級三，也就是最後一個階段，接著而來的，就是死亡。

「奶奶，那不是艾德溫，」我不加思索就這樣說。「那是一個婦人。」

「艾德溫！」她的聲音聽起來很擔心，語調裡滿是憂慮。

「推我過去一下。」

我近身觀察了這位臥病在床的婦人，她的長相難以辨認，因為全身讓被褥層層包裹了起來，只有額頭與鼻子露在外面。頭髮已經很稀疏，前額幾乎禿光。看起來很像一個男人，像艾德溫。

「莉亞，那不是爺爺啦，」我盡可能說得又大聲又清楚，而就在我說出這些話的當下，所有東西轟的一聲形成一個畫面，裡頭有莉亞的焦躁、她的擔憂，以及祖父。祖母一定是聽到護士們在談論隔床病人的病情，說不定她偷偷聽到他們說她的室友恐怕已不久於人世了。但因為她以為那位婦人就是艾德溫，她的艾德溫，所以她便一直認為祖父即將離開人世。

「為什麼妳不推我過去他那邊？」

「喔，天啊！」我小聲哀嚎著。祖母說的話、她的懇求刺痛了我。我應該怎麼做？我該怎麼跟她解釋，跟她說，躺在床上的那個人不是祖父？我太震驚了，錯愕到無法做任何事，只能呆站在那裡，完全無法動彈。這超出我的能力範圍了。

「艾德溫，」莉亞又說了一次。「艾德溫，為什麼你都不說話？」

終於，我採取了行動，一個不怎麼樣的行動。我什麼也沒說，直接就把她帶離房間，帶離她「瀕死丈夫」的臥床所在，直奔休憩室。那兒剛好有個工作人員在讀報給大家聽。我把莉亞丟下，只想趕快逃離這裡，逃得遠遠的。

「保重，奶奶。」迅速給了個吻，我逃走了。外面開始下起今年的第一場雪。

15

艾德溫準備好了。一個星期前，他就把那套料子很好的西裝送洗，今早他從衣櫃裡把它拿了出來，小心翼翼地擺在床上；他的鬍子刮得乾乾淨淨；給每個人的禮物、糖果巧克力、附了禮金的卡片，都已在桌上放妥。就如開頭所說，艾德溫已經準備好了，該做的都做好了，現在他只能坐在沙發椅上乾等。時間過得真慢啊。今天是平安夜，現在才下午兩點過後不久，再過四個小時，孫女就會來接他，帶他一起回去歡度聖誕。

艾德溫無聊地看著左邊的窗外，不久前那兒才蓋起了一棟新屋。他觀察了一整年，見識了一戶獨門透天房子如何從無到有。春天時，他看到地基怎麼打下。每日固定的散步，他讓自己沿著街左轉，左轉，再左轉。走著看著，工地裡的人都認識了他，還會跟他打招呼。夏天到了，他坐在院子裡的櫻桃樹下，那房子的牆就這麼築了起來。等到秋天降臨，新房舉行了上樑儀式，他還前去參觀。那時外頭開始起風，他房間內的暖氣與電視也鎮日開著。最後，蓋屋頂的工人來了，亮面藍色屋瓦一片接一片地鋪上嵌緊。第一場雪下來前不久，房子蓋好了。而那年，艾德溫來到這個養老院的第一年就這樣過了。有時艾德溫想跟人開個玩笑，就會說他在建築工地做了一年學徒，還會鉅細靡遺地報告過去幾個月他從房間窗戶往外看到了什麼。現在，他窗外那塊土地已經沒什麼好看的了。房子蓋好了，新鄰居也在聖誕節將屆前搬了進來。

艾德溫看到新鄰居家裡的超大平面電視播放著節目，兩個孩子在屋裡跑來跑去。他們家的窗簾還沒裝上。他瞧了一眼手錶。快三點了。還要等三個鐘頭，好磨人啊。艾德溫往後躺下，想試著睡一下，這樣時間會過得快一點，不過門外的嘈雜聲讓他根本睡不著。匆促的腳步聲、忙碌的呼喚聲，養老院裡的聖誕活動馬上就要開始了，那裡將會有音樂、舞蹈還有聖誕蛋糕，小小的餐室在幾天前就裝飾好了，聖誕樹也在昨天布置了起來。如果孫女能來陪伴的話，艾德溫也很想前去同歡。其實誰陪都好，只要有人願意來參加。但他孫子居然連一通祝賀聖誕的電話也沒有，這讓他還滿火的。至於孫女，可惜她不能來，因為下午她要先去莉亞那邊。莉亞。每次想到她，心就抽痛一下，其實這份痛楚每日每日發作，但今天尤其痛苦。上個聖誕節，也就是整整一年前的今天，他站在她床邊，輕聲請求她原諒他的離去，又一次的離去。他在一月底離開，距今將近一年，十個月又二十四天，如今他在這裡住著。從那之後，艾德溫嘗試重新檢視自己的生活，想辦法跟自己和解。他也自此沒再見過莉亞、沒跟她說過話。或許大家都這麼認為，但只有一個人知道真相，那就是他媳婦。他跟她說的。

那是他搬走後的那年年初，四月裡一個溫暖的春日。早餐過後不久，艾德溫坐在屋前露台上迎接和煦的朝陽，讀著早報。原本只有艾德溫一人坐在外面，後來其他人陸陸續續加入：住在二樓的太太、隔艾德溫兩間房的那位女士，還有一個搞不清住哪間房的婦人。艾德溫跟大家都不熟，但他覺得這樣很好。這所養老院的許多住戶是原本就住在附近的居民，他們的子孫現在住在他們以前住的別墅裡，所以他們彼此大多相識多年，對這附近很熟悉，所談論的話題也多是這個那個鄰居。正因為如此，三位女士都還沒坐定，話匣子就打開了。照艾德溫聽來，那根本就是廢話連篇，聒噪不休、呼來喊去、亂七八糟。他極力忍耐，努力讓自己專注於報紙文章上，但一遍又一遍，每行還是得讀個兩次，每篇文章讀了三分之一又得重頭來過。直到看護小姐過來喚大家去散步，他才如獲大赦。「路德維希先生，您不要一塊兒去散步嗎？」「不了不了，我晚一點自己去。」等一群人消失在轉角處後，艾德溫心裡滿是感激。他暗自決定，以後要改坐到後院去，雖然那裡曬不到早上的陽光，但至少安靜。

不過別誤會，艾德溫住在這裡並沒有不愉快。他喜歡這裡的家庭氣氛，很享受鄰近的自然風光，每天都很期待外出散步，他也喜歡這裡的工作人員，會參加下午的美勞活動，甚至還會跟某些住戶聊天。但人活到九十歲了，總有他固定的一些習慣。艾德溫向來愛以寧靜的閱報時光開啟一天序幕，多年來都是如此。那時，偶爾他會在早餐桌上跟莉亞討論一兩篇報上文章，但都非關政治，她對那些事沒有興趣。大部分時候，他們只是靜靜地並坐著，莉亞翻她的畫報，艾德溫讀他的報紙。那是一種不覺尷尬、全然信賴的寧靜相伴。而每個星期天早晨，他們總愛賴在床上，莉亞會為他端來咖啡，艾德溫則穿著睡衣到門口的信箱那兒拿報紙。

陽光在艾德溫眼裡閃爍著。如果莉亞現在能坐在他身邊，甚至和他一起在床上躺著，該有多好啊。好想隔著報紙對莉亞微笑，摸摸她、親吻她。艾德溫好久沒有碰觸另外一個人了，最後一次跟人擁抱是好幾個星期前的事，他好懷念那種感覺。如果可以，他真希望現在就能坐車到莉亞那裡，去看看她，跟她擁抱，親親她，聞聞屬於她的味道。

如果可以的話……他可以嗎？但話又說回來了，到底為什麼不行呢？

或許是春天的關係吧——即使到了他這把年紀，仍會受到影響——春天讓艾德溫對莉亞滿腹思念，讓他在午餐過後，憑著一股衝動，就請看護人員幫他叫了計程車。上了計程車後，只花半個小時就來到莉亞住的地方。他毫無畏懼，也不曾多想，一到老人療養院就直奔二樓，敲了敲莉亞的房門。那股春天的熱情持續到站在她面前那刻為止。「莉亞……女孩。」但那之後……艾德溫甩了甩自己的頭，馬上抓起電視遙控器，打開電視。他不願再回想起那天之後的情景，那不堪回首的荒腔走板、可以預見的脫稿演出，以及自己最後如何帶著滿腔怒火與失望的心情，回到他的老人院家園。艾德溫把這天深深埋在內心底層，某個他覺得安全，不會隨便探頭浮現的深處。要不是那天傍晚媳婦來訪時，他剛好從莉亞那裡回來讓她撞見，他也不會跟她提起半個字。那時他願意傾吐，只因為脆弱的時候特別需要找人說說。但那之後，艾德溫沒再提起過這件事。當一個人不願意再跟他人說起某件事，表示他想把這事當作從未發生過。但人是騙不了自己的。艾德溫非常清楚地記得那個春日他來到莉亞房間的情景，那天自己二話不說、勇往直前去找她的樣子也歷歷在目，他還能感覺到自己不假思索地屈膝而下、深深印上她雙唇時的心情。那不是如往常般飛快的吻，而是真正深情的吻，她的味道也一點都沒有變。「哈囉，女孩，」他挺身站起時，這麼跟她打了個招呼。莉亞凝視了他一會兒，好像有微微一笑，又好像沒有。「哈囉，」她回答。她不是說「哈囉，艾德溫」，也沒說「好高興見到你」，她只說了「哈囉」。他站在她床邊，欣喜之情漸漸褪去，不過還沒完全消退。艾德溫有好多話想跟莉亞說，想跟她說說他的新家，告訴她美麗的花園正中央種了棵櫻桃樹。啊，他有多麼想她，非常非常思念她。但他還沒來得及開口，她就先說了些話，說是不是該訂那個裝廢棄物的集裝箱了，說她得去買香腸跟乳酪。最後，艾德溫什麼都沒有說，只是杵在那裡，他只待了十分鐘左右便離開。莉亞沒有罵他，沒有跟人控訴，說他偷了她的東西或欺騙她，但是她也沒有說出他的名字，一次都沒有。

艾德溫又看了一次錶。還有兩個鐘頭。他準備好了，但期待的歡愉也減少了。他覺得悶悶不樂，隨著時間一分一秒地流逝，心情愈發沉悶。孫子還是沒打電話來，孫女不來跟他一起參加聖誕活動。今早他才跟卡茲胡特的表兄通過電話。包裹寄到了沒有，他問艾德溫。還沒寄到。啊，莉亞。

有人敲了敲門，一位頭戴紅白聖誕帽的看護小姐，臉上綻開燦爛的笑容探頭進來。

「路德維希先生，聖誕慶祝活動開始囉。您要一起來嗎？大家都到了喔。」

「不用了，我孫女隨時都會來接我。」

真是好藉口，而且還滿可信的。

「這樣喔，那過節愉快囉，路德維希先生。」門關了起來。

過節愉快？

我們上車的時候，時間已經晚了，都快六點了，我們一定沒辦法準時到爺爺那裡。我們在莉亞這裡舉行的小小聖誕聚會（我和我爸、他太太，以及堤諾）拖太久了，比預計還晚結束。因為我們到的時候，奶奶還躺在床上，上午她又昏厥了一次，所以在房裡躺了兩個小時。那時她雖然是醒的，但等看護小姐幫她換好尿布、穿上衣服、移到輪椅上坐好，終於來到會客室時，已經過了很久。我們只剩下一個小時時間能和她一起過節。事後，等我累癱在汽車座椅上時，我回想，覺得今天探訪的感覺還算不錯。這段日子以來，我把探望莉亞的經驗分成兩種：跟莉亞共度的美好時光，以及跟莉亞共度的不太美好時光。所謂的美好時光就是，即使她神智不是很清楚，但說起話來友善親切，雖然不知道在笑什麼，但至少笑咪咪的，沒有哭，也不顯得害怕。今天就是這種狀態。我不認為奶奶知道今天是聖誕節，但那其實也無所謂。

堤諾踩下油門。我們得加足馬力，好趕緊去艾德溫那裡接他，然後一起回我爸媽家用餐、過節。我好期待今晚，非常非常期待。爺爺從來沒到我們家過聖誕節，我們準備一起吃瑞士火鍋，飯後還有提拉米蘇當甜點，這是我們家每年聖誕節必吃的餐點。爺爺和我一定會一起偷偷嘲笑爸媽的聖誕樹，因為他們的樹只裝飾了兩種顏色，還非得搭配家裡的裝潢不可，真是拜託！我和爺爺一樣愛走繽紛懷舊路線，喜歡在聖誕樹上掛滿鑲了糖珠子的圓餅乾、手作木製飾品，以及超大五彩圓球。我們會舉杯互祝聖誕快樂，而且今年會用真正的玻璃酒杯碰出清脆聲響，不會再像去年那樣用紙杯草草帶過。今年會很有過節的氣氛。

不久前，我問他今年要不要來我們家過節時，他一口就答應了。當然，我也問了他，想不想一塊兒去莉亞那裡慶祝一下，但他那句「不要」回得又快又絕，讓我不敢再追問下去。自從艾德溫從那間療養院搬到現在這裡後，我們一直都在迴避

「去看莉亞」的這個話題。剛搬家的頭幾個星期到上半年初，我不斷製造機會，問他要不要一起去奶奶那裡。有好幾次我都感覺到，他幾乎就要抓起枴杖、穿上大衣、戴起他的帽子跟我走了。我有時以為那應該只是時間的問題，只要等他心中的渴望累積成足夠巨大的能量，他就會有勇氣前往。不過我好像錯了。我們從來沒一起去過莉亞那裡，這整整一年來，完全沒有。

我們把車停在艾德溫住的養老院前，奔過入口小徑來到大門前。從房子一角的大玻璃窗透出溫暖的燭光，大門上還掛著杉樹枝編的聖誕花環。我們按了門鈴，一位看護小姐幫我們開了門，並說路德維希先生在他房間裡。「啊，沒跟大家一起參加慶祝活動喔？」

我沒有敲門就逕自踏入祖父的房間。「爺爺，我們……」我一看都呆了。艾德溫坐在他的沙發椅上，身上穿著套頭毛衣和一件髒髒的長褲，他那套質料很好的西裝還好端端地擱在床上，電視也開著。「……我們來了。」

「啊，娜迪妮。」祖父笑了笑，關了電視，起身給我一個擁抱。

「聖誕快樂，爺爺。」

「聖誕快樂。」

「你還沒準備好要出門嗎？」

艾德溫聽了，笑容瞬間消失。

「還沒。」他接著又說：「我不去了，我想待在這裡。」

「什麼！但是，為什麼？」

「華特還沒有打電話來。」

華特是他那已經過世的兒子。這陣子艾德溫常常把一些名字搞混。不過我知道他在說誰，他說的是他的孫子。

「你因為這樣就不想跟我們回去喔？」

「我的壞心情會掃了大家過節的興致啦。」

「才不會。」

「反正我就是不想去。」

「可是我要送你的聖誕禮物放在家裡耶。」我準備了一個寫真年曆要送他，上面有艾德溫跟莉亞的合照，還有莉亞跟我、我跟艾德溫的合影。我花了兩天時間才把這個禮物弄好，翻了五本相本挑照片。

「沒有關係啦。」艾德溫說。哎唷。

「爺爺，不要鬧了啦！」我急了，覺得很焦慮，不能理解事情為什麼會突然演變成這樣，而且我也沒時間在這裡跟他耗，一個小時之內，聖誕大餐就要端上桌了。

「不要。」

「爺爺！」

「不要惹火我，不然我會把妳趕出去！」艾德溫額頭上的青筋浮了出來，上下跳動著。

「聖誕節要開心啦，爺爺！」

我們雙方都氣得不再說話。我在心裡暗罵他老頑固，有時候我真的很懷疑，奶奶怎麼受得了他。他居然只因為他孫子沒打電話來就想放我們鴿子，又或者他有什麼沒說出來的原因嗎？可能吧，但也可能根本沒有。祖父向來是個容易受傷的人，他非常敏感，說不定還真的是因為那通電話沒打來的關係。我們把大衣脫了，坐到他身邊。想想，其實也是可以理解他的心情啦，畢竟是聖誕節嘛。時間一分一秒地溜走了。

「爺爺？」過了一小陣子後，我開口。「我們真的得走了。」

「我知道。所以就走吧。」

「你真的不跟我們去嗎？我期待了好久耶。」

「不要。我要去參加這裡的聖誕活動。」

我知道他在說謊，這讓我覺得很生氣，我很討厭他的這種方式。「那好吧，祝你玩得愉快。」我語帶酸味地說。如果他想孤單一人，那就請便，我無所謂。

「謝謝，」艾德溫的聲音聽起來很平常，顯然他沒有聞到我話中的酸味。

「拜啦，爺爺，你自己保重。」

「拜拜。」

艾德溫送我們到門口後，就回到他房間，脫了衣服換上睡衣，躺到床上，把我們到訪時轉低的電視音量調大聲了點。他聽到從休憩室傳來鬧烘烘的聲音，大家還在玩。大笑聲、音樂聲，但就是沒有他的電話聲。休憩室傳來的笑鬧愈來愈熱烈，他轉身按了電視遙控器，把音量調到最大。

七點半。看來孫子應該不會打電話來了。他的心情跌到谷底。但真的只是因為這樣嗎？到底想騙誰啊？就像那次密訪莉亞，如果有人打定主意不說，就可以當那件事從來沒發生過。所以如果有人不想說出他情緒低落的真正原因，我們也只能猜測，是因為他在等一通該打而沒有打來的電話。

八點十五分，一位看護小姐前來巡視艾德溫的房間。路德維希先生已經睡了，電視還開著。看護小姐把電視關了。

16

「我時常懷想著，我們倆的幸福到底是從何處降臨，不是夏日，不從五月，也不在秋天的青草芬芳裡。」

二〇〇六年跨年夜，午夜十二點過後不久，窗外燃起的第一發煙火剛剛升空，他們倆已翩翩起舞，在自家客廳裡，依偎在鹿角燈光下。兩人都衣著光鮮，互為悅己者容。他穿著最好的西裝上衣，她則一身綠絨巴伐利亞傳統女裝。那是艾德溫送她的，因為那衣裳穿在她身上好美，料子纏繞在指尖的觸感也非常舒服。艾德溫緊緊擁著莉亞，舞著，一圈又一圈地轉著。只有他們兩人。年復一年。

「冬季時分，外頭天寒地凍下著雪，然而在大廳裡，有我倆正舞著……」

就在他們倆重逢成為愛侶不到一年後，艾德溫突然心臟病發，事前毫無任何預警。他們那時住在莉亞跟弗列德生活過的公寓裡。病發時，艾德溫坐在自己的起居室裡，莉亞則在她房內。

急救醫師很快就來了。艾德溫呼救的時候，莉亞立刻叫了救護車。她衝到他的起居室，看到艾德溫緊揪著自己的胸口。「千鈞一髮，」醫生說。莉亞哭了。在前往醫院的路上，直到艾德溫被送進病房一陣子後，莉亞都還哭個不停。她整晚待在他床邊，看著他上下起伏的胸膛，無助地瞧著監視螢幕上那些她完全不懂的曲線與數字。這個男人才剛重回她的懷抱，她差點就又失去了他。這一天，艾德溫與莉亞的故事是這麼地接近終點。生命總那麼出乎人意料。「您可以先回家了，多少睡一點。路德維希先生已經脫離險境了。」醫生們說。

艾德溫在醫院待了兩個星期。莉亞覺得那真是漫長得不得了的一段時日。所以艾德溫得回院持續治療追蹤時，莉亞就跟了去。幾年後，莉亞的髖部換人工關節得復健時，艾德溫也陪著她。「我絕不會再放開妳，」艾德溫如此向她承諾。他們緊緊守著對方。

「……我愛戀地跟你說：我們共舞著雪之——雪之——雪之，雪之華爾滋！」

每個星期五，艾德溫都會從市場為莉亞帶回一束鮮花。全是她愛的花種：蘭花、玫瑰或火鶴；星期六，他們固定外出用餐，到轉角那間「梅利斯的店」小酒館去。星期日則開車出遊，前往溫泉療養地巴德嫩多夫（Bad Nenndorf）或是哈茨山區。總是由莉亞負責駕駛，艾德溫坐在她身旁。自那個七月天的射擊慶典以來，都是莉亞開車，艾德溫做她的副駕駛。並不是他不愛開車，而是他從來沒開口要求駕駛，看莉亞那麼開心，駕著車在哈茨山區上坡下坡，在高速公路飆來飆去，就知道她多愛開車。而艾德溫則深愛著莉亞。

「我和你，你和我！伴著雪之——雪之——雪之——雪之華爾滋相擁著，即便隆冬我們也倍覺溫暖！」

每個早晨，艾德溫閱報完畢，就會動身前往市民農園，騎著腳踏車顛顛簸簸地走出他們家那條青石板胡同，瑞希海姆街，穿越十字路口，然後沿著往下流的萊納河畔繼續騎一小段，還得經過一座小橋。來到小橋正中央時，艾德溫喜歡暫停一下，靠在欄杆上看著河水流過，直到心滿意足了才離開繼續前進，有時還會邊騎邊吹口哨。

他們的小花園是湖濱天堂，有個自己的小船泊口、一間小木屋，以及旅行拖車。夏天，艾德溫採收灌木叢上生長的小藍莓、割割草；秋天便摘蘋果、掃掃落葉；冬天時，他就靜靜坐在拖車中，生起爐火。中午將近一點時，他會踩著腳踏車回家。經過小橋，沿著萊納河畔往前騎，穿越十字路口，然後轉入他們家那條青石板小徑。有時他會遠遠地就讓腳踏車鈴叮噹作響，這樣莉亞就知道艾德溫回來了。

「我們好幸福，」吃午飯時，莉亞偶爾會這麼說。他們坐在廚房的餐桌旁，那是她曾與弗列德一同進餐的地方，也是每當飯菜不合弗列德口味時，被他連盤帶菜掃得滿地的所在。但艾德溫，只要是莉亞煮的，他都覺得好吃，大多數時候都吃得津津有味。有時青菜鹹了點，他不吭聲，偶爾味道淡了些，他就自己灑點鹽。「是啊，女孩，我們好幸福，」他說，然後站起身，走去躺在他的沙發座椅上。下午，他會再去一次他們的花園。莉亞總是開車隨後就到，帶著蛋糕與咖啡，跟他共享。她每週都會烤自己最拿手的大理石蛋糕。他們倆並肩坐在臨湖的花園裡，身處蘋果樹、落葉與藍莓灌木叢中，讚嘆著兩人的幸福。

「每當玫瑰又鮮紅綻放，青青綠草如茵，罌粟見證了我們的愛情，我便時常懷想，多希望能回到從前。」

每年七月一日，那個莉亞與艾德溫重逢，並終於成為伴侶那天，他們都不忘慶祝一番，他們大多在自己的市民農園中歡慶，有回還與艾德溫的表兄夫婦前往哈茨山的布登柏克區（Buntenbock），共度他們的「銀婚」。那天是他們心中的結婚紀念日，雖然他們從沒真正結過婚。艾德溫曾反覆思索著，是不是該向莉亞求婚，但這念頭往往一閃即逝。畢竟他們都不曾在婚姻中感到幸福。此外，對於艾德溫來說，莉亞一直都是他的妻子，即使沒有那紙結婚證書，她始終都是他的妻。

「一月白雪紛紛，魔法讓世界變了裝，我和妳第一次共舞，而妳與我如同從前那般歌唱。」

每年他們也一定會回卡茲胡特一趟，度個假，因為那是他們的故鄉。他們總是投宿在一間緊鄰森林的小小民宿，地點距離艾德溫父母家不遠。他們住在「烏鶇之家」裡某個眺望後方的房間，想散步，就走進一旁的圖林根森林。

有時艾德溫會採集生長在樹邊的野菇，帶回漢諾威的家中一展身手，像是用海綿磨菇與石頭之類的東西裝飾簡單的時鐘。莉亞其實覺得艾德溫的大作都很怪異，更說不上美麗，但她還是隨他去做。每個人都有他的怪癖與稜角，這就屬於其中之一。何況艾德溫是那麼樂在其中，他就愛在奇怪的東西上亂畫，隨意胡貼亂黏，即使是那種花園小矮人塑像，他也沒法讓它好好保持原狀。艾德溫一定會給它噴上顏色，大多是銀色，有時換噴金色。每次大拍賣期間，如果莉亞在他們的花園裡又發現一個一身銀的全新小矮人，都要偷笑好久。

他們漫步穿越森林，走到飢腸轆轆時，就踏進小餐館嚐嚐野味。莉亞很愛出外用餐，艾德溫也樂於配合。「沒有比坐在悉心布置的餐桌旁用餐更美的事了，」莉亞總是這麼說。

傍晚，天色逐漸昏暗，「烏鶇之家」民宿的第一盞燈亮起時，他們便雙雙坐到窗邊去。民宿主人在外頭設了一個塞滿乾草的飼料槽，每晚大鹿跟小鹿都會前來進食。艾德溫與莉亞很享受看著牠們吃草的模樣，他們總是靜靜坐在窗邊，盡量一動也不動地看著。這時艾德溫就會用手攬著莉亞，或僅是握著她的手，無語但幸福地坐著。艾德溫與莉亞，年老又青春的一對佳偶。

「雪之——雪之——雪之——雪之華爾滋，我們舞著！」

最後一個音符止歇後，艾德溫仍然擁抱著莉亞。指尖撫觸著莉亞背部傳統女裝的衣料。好像緊繃了些。這些年來，莉亞豐腴許多，但在艾德溫眼中依然美麗動人。她的肌膚如同往常那般滑嫩，自她眼中，他見到了一樣的光芒。新的這一年七月，他與他女孩重逢就要滿三十六年。這期間發生了許多事，有喜有悲：莉亞的兒子結了婚，有一個孩子，然後又離婚了。艾德溫的兒子心臟病發而亡，英嘉也不在了。朋友們來來去去，很多位已經先行離世。艾德溫與莉亞也日漸年老，毛病愈來愈多。莉亞得了風濕與髖關節炎，艾德溫則為白內障所苦。然而，像今天這樣的夜晚，艾德溫搖身一變，好似再度成為那個不久前還身著骯髒軍服，站在伯父家中廚房的年輕人。自從他在馬斯湖邊第一次親吻莉亞，讓她夜夜溜進廚房找他；自他坦白了英嘉的事，讓她陪著回去卡茲胡特，一起坐在火車頭上，任煙囪火花落在黑白格大衣上；自他跟英嘉說了我願意，卻失去莉亞；也自他再度找到她，卻年近五十。他愛她始終如一，如同青少年般狂戀，為她身上的氣息瘋狂。在這樣的一個夜晚，他變身成為這些那些種種的他——一個年屆八十五歲高齡的戀愛中的男子。「新年快樂，莉亞，」艾德溫說。

17

八月的一個星期日下午，別墅前的街上，孩子們騎著腳踏車衝來衝去，露台上坐了五個老婦人，就著咖啡蛋糕閒話家常。我從花園小門進去，遠遠跟她們打了招呼。「路德維希先生在後院，」其中一位朝我喊著。她們認識我，知道我是他的孫女。我從房子左邊的石板小徑來到後院。就在櫻桃樹下陰涼處，暗紅果實累累垂掛之間，發現我爺爺正坐在躺椅上。他面前擺了幾盆花，旁邊還有一袋種花的泥土。他雙手插入花盆中，把新鮮的土壤用力壓緊。艾德溫是那麼專心在幫花換盆，以至於等到我站在他面前，他才發現我來了。

「哈囉，爺爺，」我說。

「哈囉，娜迪妮。真是驚喜啊。妳好嗎？」

「好啊，」我說。「那你呢？」

「我很滿足。」祖父把鴨舌帽扶正。他的臉與前臂都被太陽曬得有點黑。我跟他並肩坐在躺椅邊。

「要我幫你嗎？」

「好呀。」

我們一塊兒把一株植物的舊土鬆開，將新土填入盆中。以前，在祖父的市民農園裡，我們時常一起挖土，在春天灑下種子，夏天為花澆水，秋天拔除枯萎的植物。而今天，艾德溫為室內植物換了新盆。跟以往雖然不太相同，但他仍然怡然自得。太陽露臉時，他喜歡坐在外面的花園裡，大多數時候，他都獨自坐在後院，靜靜享受他一人的安寧。他說女人嘰嘰喳喳的說話聲讓人受不了，而且那些女人整天聊的都是別人家的八卦。艾德溫是養老院裡唯一的男士，後院這裡有他獨享的躺椅、自己的桌子，還有一個人的靜謐。

只有偶爾，音樂活動時間到的時候，艾德溫才願意如他自己所說的，坐到「女人堆」裡。他吹口琴，院裡的社工小姐彈吉他，其他女士則合著唱歌。幾個月前，艾德溫還特地為自己買了支新口琴。他那支幾百年沒吹的舊口琴早就發不出聲音了。我們那時還一起開車進城，買了一支 Hohner 牌口琴。品牌很重要呢，對他來說，這是口琴唯一的好品牌。現在艾德溫幾乎每天都練習，院裡若有哪位女士生日，他也會為人家吹首小夜曲。不久前，因為看護先生漢斯特地拜託，他才替一位臥病在床的婦人演奏了一會兒。漢斯是個頂上毛髮稀疏的強壯男子，他幫艾德溫訂報紙，休息時偶爾會到艾德溫房間跟他一起看足球賽。「路德維希先生，可以請您為她吹一曲嗎？這可能是她最後一個生日了。」於是艾德溫帶著口琴，坐到老婦人床邊，為她吹了一首〈高坐在黃車上〉。[1]那是她一直想聽的。

我從躺椅上站起來，自袋裡挖了一些新鮮的土壤。等我再度坐下後，他問：

「那個……妳最近有去看莉亞嗎？」

幾個月前，每當艾德溫問我這個問題時，我心中都會小小一震，不過現在我不會再被嚇到了，因為我知道這個問題一定會出現在我們的談話中。每次我來看艾德溫，他一定會問起這件事。即便如此，我仍然無法確定該怎麼回答才好，因為我知道他隨之而來的第二個問題會是什麼。不過今天，我決定說實話。

「有，我去看過奶奶了，昨天才去的。」我們一起把土壓得更緊。

「那，她有問起我嗎？」

1 譯註：Hoch auf dem gelben Wagen 為德國有名的民謠

來了。第二個問題，就是這個問題，總是讓我覺得很為難，因為問題的答案會讓人心痛不已。

「她說了很多跟你有關的事，」我避重就輕地回答，其實這樣說也不算說謊。每次我去看她，奶奶真的常常提起她跟艾德溫去了圖林根的事。在她的世界裡，他一直在她身邊。她時常提起喔。只是主動問起他，這樣的情況從未發生過。

爺爺很欣慰地點點頭。我了解，這不是他想要聽到的答案。艾德溫想聽的是，莉亞問起他過得好不好，想聽到她說，她很想他，問他要不要來看她。但是，距艾德溫最後一次看到莉亞已經過了一年半了。那時我們就已經得靠半猜半湊才能了解莉亞真正的意思，如今，莉亞更是無法再好好發問，即使她心裡想知道，也已經沒辦法問艾德溫過得好不好。她已經病得很嚴重了。

「爺爺，奶奶現在的狀況已經是一片混亂，你知道嗎？我根本沒辦法跟她好好聊天。我……」

「好啦，我知道啦，」他沒好氣地打斷我的話。「又沒有什麼大不了的。我只是想知道一下，說不定她哪時會突然這樣問。」艾德溫把土用力壓進盆中，用力到泥土上都留下他的指印。「我早就想開了。」一邊使勁壓的同時，他這麼說。

他現在到底是想騙誰啊？騙我還是騙他自己？我正想反駁時，自己又突然把嘴巴給堵住了。今天是如此美好的夏日，我不想激怒爺爺，也不想讓他氣呼呼的。所以我把來到嘴邊的話硬生生吞了下去，改口說：「我們去郊遊吧，你覺得如何？」

「要去哪裡？」他嘴裡含糊地應答。

我站起身來，拍拍手上的泥土。「給你驚喜囉，」我說。終於，我又從他臉上逗出一點笑容。

出發前，艾德溫得換衣服、梳頭、抹上他的艾瑞斯．莫斯古龍水。一個鐘頭後，我們站在馬斯湖的北碼頭上。湖的另一邊，就是他與莉亞這段情的開端，也是他後來經常騎腳踏車兜風的地方。「好久沒來了，」他說。

「嗯，我知道，」我說。「所以我才想，如果來這裡散散步，你應該會很高興。」我們沿著湖邊的步道緩緩前行，經過一間咖啡店，爺爺說，自他有印象以來，這家店一直都在，但看來是換過老闆及店名了。我們從那個六公尺高的紅色金屬藝術品旁走過，這東西立在碼頭上，不過我們倆都不知道這代表什麼意思，或想表達什麼。等我們轉進那條長長的林蔭大道後，爺爺開始跟我敘述一些故事。他說起戰後不久來到漢諾威，第一次經過這個人工湖的情景；也說到那不久之後，他跟莉亞在這裡親吻與散步的回憶；還有，經過很久，重逢之後，他們每個星期日都會來這裡散步的事。艾德溫一直說個不停，告訴我他的故事，以及她的故事。很多我已經聽過了，不過也有少數內容是我第一次聽說。其實有些聽起來還頗像鄉野傳奇的，不過這些情節都很引人入勝。

祖父說完了，故事隨著時光的流轉漸漸進入尾聲，兩人的思緒都沉浸在過往中，我們慢慢愈走愈接近，我的手挽著他的手。「艾德溫，」我說。

「唔？」

「我想把你們的故事寫下來。」

「哪些故事？」

「莉亞跟你的故事啊。不過，當然得經過你同意才行。」

祖父盯著湖水看。「所以，可以嗎？」我問，艾德溫看著我，遲遲未答，可能是因為，人生至此，未嘗不希望有人可以做個見證，但又覺得，有些東西想要自己保留。不過當我問我的祖父，是否可以把他，以及他們的故事寫出來時，從他臉上，我並沒有看到任何懷疑與不信任，只見到喜悅以及一絲絲的驕傲。艾德溫於是微微笑了一下，「好，」他說。「我同意妳寫。」

「那我們就得更常見面，然後你要把所有事情鉅細靡遺地告訴我。」

艾德溫咧嘴笑開了。

「然後我們還得一起去圖林根，讓我看看你跟奶奶生長的地方，還有你們常去的地點。」

艾德溫大笑。我很高興，很高興能跟他在一起，也為我們感到開心。然後我想，好可惜莉亞沒有辦法跟我們同行，我多想和他們兩人一起去卡茲胡特。不過這話我沒有說出口。今天第二次，我堵住自己的嘴，因為不想讓他傷心。

我們繼續四處晃蕩。沒幾公尺前停了輛冰淇淋車。「爺爺，你要吃冰嗎？」我問他。他搖搖頭。

「真的不要？」

「真的。」

「那我去買冰，很快就回來，」我說，「你在長凳上坐一下。」

我排進那條買冰的人龍裡，爺爺則坐在長凳上，看著湖水。排到冰淇淋車前時，我雙腳踏上一級階梯，這樣才夠高，能清楚看見有賣哪些口味。同時，我想到我小時候那個賣冰的人。那時候，每天都會有輛冰淇淋車經過爺爺花園前的碎石子路，發出響徹雲霄的鈴噹聲，就算我在湖邊，還是能聽到它的聲響。只要一聽到鈴噹聲，我就會光著腳、穿著泳衣跑向爺爺，請他給我五十分尼[2]好去買一球冰淇淋。拿了錢，我就會趕快跑上草地、跨過花園，奔到碎石子路上去追趕冰淇淋車，但我的動作總是太慢，冰淇淋車早就開到下一條街去了，所以我只能跑得更快。然後——在我的記憶中，每天都這樣，不過應該不可能吧——慘事就發生了。我跌倒了，跌在塵土飛揚、坑坑洞洞的碎石子路上，光著腳丫、穿著泳衣，我絆了一跤，只因為沒看到路面上的尖石頭，或凹下去的一個洞，我老是因為這類原因摔爛膝蓋。幾分鐘後，膝蓋破了個洞的我回到花園，有時我還會大哭，不過我的冰淇淋會好端端地拿在手上，是香車葉草口味的。爺爺見狀會拿來澆花用的水管，用冰水清洗我傷口上的髒汙。「等妳要當新娘子的時候，傷口就會好了。」他這麼說。我覺得這種說法很討人厭。我的膝蓋很痛耶！

「請問您要什麼口味？」冰淇淋櫃後的男子這樣問我。原本我又要脫口而出，說來份香車葉草，不過我很快就改變主意了。有些東西的美味只存在兒時記憶裡，等長大成人再度品嚐時，往往只換來失望。「一球核桃，謝謝，」我說。我拿著冰回到祖父身邊，跟他一起坐在長凳上，我把臉朝向陽光，沐浴在暖陽照拂下。「你還記得，那時有一輛冰淇淋車常常經過我們花園嗎？」我問他。

「每年夏天妳的膝蓋都會遭殃。」他說。

「對啊，」我說。「你還說，要等到我當新娘子，膝蓋傷口才會好。」

艾德溫看了我的膝蓋一眼，我今天穿了一件短裙夏裝。「我說的沒錯啊。」艾德溫大笑，然後說：「我想去我們的花園瞧瞧。」艾德溫的市民農園離馬斯湖不遠，騎腳踏車大概十分鐘，開車的話只要五分鐘不到。

「好啊，等我把冰吃完，」我說。

「我可以吃一口嗎？」我把我的冰遞給他。「我也想吃一支。」我二話不說就把我的冰讓給他，走到冰淇淋車那裡再排一次隊。或許這回我該再來嚐一次香車葉

2 譯註：Pfennig，德國馬克貨幣時代小於一馬克的幣值

草囉。

沿著湖邊小徑走過來時，太陽已漸漸下山。我們只想從花園後方遠遠觀望一下，想看看哪些東西跟以前一樣、新主人有沒有做什麼改變。幾年前，祖父深感自己的體力已經大不如前，於是他和祖母便決定出讓這個花園。

僅僅是通往花園的這條小徑就充滿了回憶。那個小小的土丘，有年夏天我曾在那裡躲了很久，爺爺找好幾個鐘頭都找不到我。我已經不記得我到底為什麼要躲起來，也忘了我們是不是吵了架，但我永遠記得，爺爺找到我時那種鬆了一口氣的表情，以及緊緊擁抱著我的感覺，這些我都記得清清楚楚。過了小土丘，就會經過賽文斯家的花園，還有小泊船口。湖岸邊的水很淺，直接站在裡面都沒問題。我還曾跟一個女性好友花了好久時間在這裡摸淡菜，比賽誰找到的多。我最後找到了七十二個，不過摸了老半天後，我們還是把淡菜通通扔回湖裡去。左邊最後面那裡就是我們以前的花園，有著深咖啡色的木頭柵欄，以及小藍莓灌木叢。

「呵，他們把你的牌子拆掉了，」我說。以前，鄰居經過我們的花園時，會很順手地摘了小藍莓就吃，爺爺沒辦法忍受這個，所以他就立了一個寫著「小心，汙染」的牌子。不過鄰居們還是照吃不誤，沒有人相信長在這裡的藍莓會遭受汙染。即便如此，爺爺也始終沒有把那個牌子撤掉。現在，新主人把它拆掉了。

我們靠在花園小木門邊往裡看，看到我們過往的痕跡。以前爺爺用來幫我繫吊床的那幾棵蘋果樹依然安在。小木屋看起來也跟以前沒兩樣。因為有這個花園小木屋，我們整個夏天都在此悠閒度過。小小房子裡麻雀雖小五臟俱全，有個爐子、冰箱、一張床，還有一個附浴缸、蓮蓬頭與廁所的衛浴設備。那時我整天泡在湖裡游泳，一直游到湖中央的小島上。我會在一棵大樹上綁一條繩子，像泰山一樣從高處盪下來，再直接把自己甩進湖裡。游累了，就躺上綁在蘋果樹間的吊床，看著頭頂上的樹梢，夢想自己將來的樣子。有時不知不覺睡著了，醒來時，爺爺通常已經站在烤肉架旁忙著，奶奶則在小木屋裡做沙拉。

我看著這個不再屬於我的花園，突然感到一陣悲傷。對祖父與我來說，這世上沒有任何一個地方比這個花園更美好。不管是哪一個季節，無論是夏天的游泳，還是冬天祖父升起爐火，在結凍的湖面上為我鏟去積雪讓我溜冰，以及年初時節湖水大漲，都是那麼美好。有回湖水漲得超高，高到我們還得划著橡皮艇才能到花園來呢。這裡從來都不無聊，永遠像個歷險樂園。

我偷看了爺爺一會兒，想知道他是不是也跟我一樣覺得有點感傷。艾德溫察覺了我的目光。「怎麼了？」他問。

「啊，沒有啦。」然後我鼓起勇氣問道：「你會覺得難過嗎？你的花園已經不再屬於你了？」

「不會啊，養老院的花園也很美。」

我用懷疑的眼光看著他。又在騙我嗎？沒有，我想。艾德溫真心這樣覺得，他真的很滿足於現在他所能擁有的花園。

在回家的路上，我們想了一堆計畫，列了好多急於完成的事。明天艾德溫就要打電話給他那住在卡茲胡特的表哥，告訴他，我們明年初要去拜訪他。「可是爺爺，還有半年的時間耶，」我插嘴說道。不過艾德溫根本沒在聽。另外，下個週末我得再來找他一趟，他要把他整個人生的故事，一點一滴講給我聽。

我讓祖父在養老院下車，再陪他回到房間。今天的一日遊很累人，他想躺下來歇一會兒。在我關上房門離開之前，我又回頭看了一眼。艾德溫非常放鬆地躺在他的單人沙發椅上，映入眼簾的時鐘指著七點半，而我們才換過盆的花兒擺在窗台上。我突然想起祖父那始終如一的問話，問祖母有沒有問起他，然後每次都因為祖母不曾問起他而大失所望。嗯，我想，沒有莉亞的艾德溫並不幸福，但他過得還算不錯。

18

灰濛濛的柏林冬日，是那種似乎整天都不會真的天亮，我也無法完全醒來的一日。才中午過後沒多久，我剛從強迫自己去睡的午覺醒來，但還是需要來杯咖啡幫忙清醒。我嘆了一口氣，打了個哈欠，眼神呆滯地看著電腦螢幕。螢幕上的頁面才填滿了一半的文字。幾個星期前，我已經開始著手撰寫祖父母的故事。不過今天我的狀況不太好，每擠出一個字，都像是歷經一場折磨，讓那些文字成行更是一種奮戰。我替自己捲了根菸來抽，這時手機突然響起，來電顯示一個我不認識的號碼，不過我還是接了。對現在的我來說，任何一通電話都能讓我感激涕零，只要能幫我轉換頭腦頻道，我什麼都歡迎。

「娜迪妮，我是佳比。謝天謝地，這號碼還打得通。」我花了幾秒鐘時間才搞清楚電話那端的人是誰。佳比是我祖父的媳婦，他已過世兒子的妻子，我只在祖父的慶生會與聖誕節見過她。我們相關連的地方其實不多，唯一的共同交集只有艾德溫，其他就沒有了。

她為什麼會打電話給我呢？我自問著。她從來沒打電話來過。但不用等她開口，我就已經猜到她要說什麼，並且了解她為什麼會打電話來。「娜迪妮，爺爺過世了。」

我僵在那裡無法動彈，四周一片寂靜，只聽到電話中我倆的呼吸聲。不可能，我想，怎麼可以！我明天才要去找他，去漢諾威找他，關於我要寫的這本書，我還有好多問題要問他，我還想……

「我還想問他，他爸爸叫什麼名字。」我說，不過，這完全是隨便找話說。我說的話其實沒什麼意義，但我卻說得好像艾德溫的爸爸叫什麼名字很重要似的。感覺很重要啦！除此之外，我不知該說什麼好。我不想讓自己哭，我不願在電話裡哭，不要現在哭，也不想在她面前哭。但佳比這個務實的女子顯然不了解我的心情，不知道我說那話只是為了找話說，也不明白我只是不想保持沉默，並且試著不讓自己哭出來。

「爺爺的爸爸？他叫阿諾，」她說。

「阿諾，」我喃喃自語。對喔，沒錯，我想起來了。是阿諾沒錯。所以我不用問爺爺，也不用為此特地去找他了。阿諾。原來這麼簡單。

「星期二舉行告別式。」佳比又說，然後我們就把電話掛了。

我呆呆盯著電腦螢幕，瞪著那幾行剛剛才寫的，跟我爺爺有關的文字。「每個早晨，艾德溫閱報完畢，就會動身前往市民農園，騎著腳踏車顛顛簸簸地走出他們家那條青石板胡同，穿越十字路口，然後沿著往下流的萊納河畔繼續騎一小段，還得經過一座小橋。來到小橋正中央時，艾德溫喜歡暫停一下，靠在欄杆上看著河水流過。」我嘴裡不斷喃喃唸著這幾行字，一次又一次，直到所有字母都在我眼前糊成一片。「我爺爺死了，」我小聲地說。如果大聲說出來，有些事好像就會成真。「我爺爺死了！」我吼了出來，然後，無法抑制地放聲大哭。

二月二日的早晨，那天，艾德溫的身體決定時候到了。才清晨六點過後沒多久，外面還一片漆黑，艾德溫就醒了。早餐時間還沒到，他其實可以翻個身轉頭繼續睡，睡到某個看護人員來喚醒他，並協助他更衣。但艾德溫並不想讓人幫忙，穿衣服這種事他還能自己來，只不過需要多一點時間，而且似乎一天比一天需要更多一點點時間。現在艾德溫站起身時，常會覺得天旋地轉，雙腿也虛弱搖晃，所以他得慢慢來。但沒有關係，反正他有的是時間。

那天早上，艾德溫的腳才碰到地板，或許曾走了一步，或是兩步，然後事情就發生了。中風來得又急又快。「救命！」他還來得及叫，而後隨即倒下。

不到六點半，看護先生漢斯就已經來到養老院上班。聽到呼救聲時，他正在做例行性巡房。那聲音極其微弱。「救命！」他這樣喊著，一次又一次。「救命啊！」漢斯趕緊來到傳出呼救聲的房間，也就是艾德溫．路德維希的房間。門虛掩著，艾德溫從來不上鎖。謝天謝地，否則根本不會有人聽到他的聲音。

漢斯趕到他房間時，看到艾德溫躺在床前的地板上，他見到他僵硬的眼神與身軀，還有鮮血自嘴邊流出來。艾德溫傾身倒地時，咬到了自己的舌頭。「救救我，」艾德溫說。「我掛了，快不行了。」然後就沒再說話。急救醫師於七分鐘後到達時，艾德溫的心臟已經停止跳動。醫生們急救了半小時，希望能把艾德溫搶救回來，讓心臟恢復跳動。但他們終究還是得放棄，心臟不想動，艾德溫也不想動了。

當一切都結束，房內又恢復寂靜後，急救人員便移開氧氣罩並拔除插管。他們與看護漢斯一起將他移置床上，幫他把雙手合十放妥，蓋上被褥。他躺在那裡的樣子一定很寧靜、很莊嚴。漢斯事後說，救護人員通常不會幫人家做這些，沒見過急救人員還幫往生者如此善後的。至少在他十年的看護生涯裡從沒看過這種情景。

我躺在浴缸裡，已經躺了兩個鐘頭。知道爺爺過世後，我就躺在這裡。水變涼了，我就把它排掉，再放熱水進來。等到水再變涼，又把冷水放出去，注入熱水。我不發一語地躺在那裡，震驚的心情難以平復，而悲傷，更是深不見底。

跟佳比通完話，我就立刻打電話給所有的親朋好友。我在電話裡哭哭啼啼，一遍又一遍地跟大家說爺爺死了。我傾吐了很久很久，直到再沒什麼好說為止。現在我體內空空如也。我傳了一則簡訊給堤諾：「你可以回來嗎？爺爺死了。」

冷水流出去，熱水放進來。半個小時後，堤諾回來了，他坐在浴缸旁邊，我們相對無語了一會兒。我靜靜地流淚。堤諾幫我捲了一支菸，然後他開始說話，說他以前開車去幫奶奶購物的事。那時我已經搬到柏林，而他還待在漢諾威。他們把車送給了我們，因為奶奶已經無法獨自開車。爺爺一直覺得他們那輛土耳其金屬藍的福斯 Golf 顏色超讚，不過我們可不敢恭維。我們每兩個星期就開車陪奶奶去購物，後來我搬到柏林，堤諾就自己去陪她，隔週的星期五他必定到訪。「每次艾德溫都會請我幫他買葡萄酒，不過一到超級市場，莉亞就會跟我說，買四瓶就好，別聽艾德溫的，別幫他買六瓶，就跟他說只剩這些。有時候，甚至還要我一瓶都別買，讓我直接跟艾德溫說酒賣光了，」他說。我躺在水中，忍不住笑了出來。真像莉亞。說到底，她還是無法忍受男人喝酒，但我爺爺也不能捨棄他對葡萄酒的愛。所以這就變成他們之間的長年角力。但那不是挑明的戰事，而是像冷戰那樣，暗著來。「如果我跟艾德溫說酒都賣完了，他就會再塞二十歐元給我，拜託我去別間超市採購。」

「然後呢？」我問。「你會怎麼辦？」

「我能怎麼辦？就去幫他買囉。」

我大笑。「堤諾？」

「嗯？」

「我會很想他。」

堤諾捏了捏我的手。

「我也是。」

「堤諾？」

「嗯。」

「我們應該為艾德溫喝一杯。」

「穆勒・圖爾高？」

「不然呢？」

「我去買。」

堤諾說完就要站起來，但我按住了他，抓住他的手。我不想讓他現在就走開，我還不想一個人，我要他留在這裡，說故事給我聽，他的故事、她的故事，還有他們的故事。然後，我猛然往後撐了一下坐起來，水花濺得到處都是。光顧著自己傷心，我忘了一件重要的事，差一點就忘了。「我得去跟莉亞說。」

隔天一大早我就動身了。開往漢諾威的火車上幾乎沒人，除了我之外，只有幾位必須早起出門的乘客。那些男男女女，不是打開筆記型電腦忙著，就是讀著報紙。他們大多是商務人士，保持著商務性的安靜。謝天謝地。我的腦袋還因昨晚喝的穆勒·圖爾高在嗡嗡作響，胃也很不舒服。我覺得很累、心情焦躁，總之就是渾身不對勁。但那不完全是因為喝了酒，也不只是因為爺爺過世而傷心。我其實是在擔心、害怕即將面對的事——親口告訴莉亞這個消息。我看著窗外，在心裡演練著該如何告訴我祖母，關於祖父過世的消息。我一幕又一幕，一段接一段，一句再一句地演練著。因為經常得做這類事，所以我還滿在行的。我會設想一些可能發生的狀況，還有發生了會怎樣的情形。每一種我都會想個幾遍。有些想得很美好，有的滿好笑，但也有令人難過的情景。我也不知為什麼會做這種事，可能想讓自己總是有備無患吧。所以，我當然也早就假想過，如果我爺爺或奶奶之中有人過世了，會是什麼情形。我也思考過，如果真的發生了，我會怎麼說、該和留在我身旁的人說些什麼。我甚至還想過我和活著的這位一起站在墳前、一塊兒悲傷的畫面。但我怎樣都沒想到，萬萬沒想到，過世的人竟然是爺爺。不知為什麼，我老是覺得，那個跟我一起站在墳前哀悼的人應該是爺爺，是艾德溫和我一起為莉亞哭泣，是我和艾德溫一起站在莉亞墳前，在斜風細雨中，我會牽住他大大的手，而他則戴著帽子、拄著拐杖站在我身旁，身上穿著內鋪柔軟絨毛的厚重皮大衣。想像中的情景應該是這樣的。這畫面在我腦中重播了好多次，從來不曾懷疑會有其他的可能，所以我以為我早就準備好了，但現在……

我又往窗外看，看著外面的景色從我眼前匆匆掠過，邊看邊試著想像，跟莉亞說這些事會是什麼樣子。我也絞盡腦汁在思考，到底該跟莉亞說些什麼，還有她可能會說些什麼。但是，沒有任何畫面出現，我無法假設任何可能，因為我不知道她今天的精神狀況如何，不能預料她能否了解我說的話，所有能讓我構築一絲想像的東西都不復存在。所有她過往曾是如何反應，以及我們仍保有的記憶，都所剩無幾，我無從準備起，她的病讓我的準備變成不可能的任務。

十點過後沒多久，我在漢諾威搭上電車。坐往老人療養院的這段路，與前往她舊家的路程是一樣的。我坐在電車右側，背靠著窗，旁邊坐了一位肥胖男子，身上的味道聞起來像N天沒洗澡。不過我還是沒想要換位子，繼續坐在那裡，背對著門。因為我不想看到那條通往她舊家的街道。今天不想看到。但當車子來到我常下車的那站時，我還是忍不住轉了身，往那條街望去。那條街一如往常，好像什麼事都沒有發生過。一時半刻，我讓自己沉浸在小小的幻想中。想著，我正要下車，車門在我身後關上。我一邊聽著耳機裡傳來的音樂，走到轉角那間麵包店買了蛋糕。

我又想著，我和爺爺奶奶一起坐在起居室裡，並且告訴他們，我好愛他們。

「注意，請留心腳步。」電車駕駛的聲音讓我的白日夢像肥皂泡泡般破滅了。我回到現實中來，仍然坐在電車裡，背對著門，旁邊坐了一個全身臭汗味的肥男。真是奇怪，我突然想到，我從來沒跟我的祖父母說過他們對我有多重要。為什麼從沒提起過呢？電車的門關上，車又開了。

半個小時之後，我站在莉亞床邊，看著她的胸口緩慢地、幾乎難以察覺地上下起伏。祖母在睡覺，睡得那麼深那麼沉，我呼喚她的名字，她聽不到，我在她臉頰上輕輕一吻，撫摸她的肩頭，她也沒發現。我叫不醒她。

「奶奶在輪椅上睡著了，那時臉色非常蒼白，」一位帶著波蘭口音的看護小姐踏進房裡時，這樣跟我說明。「我們得讓她躺下，」她又說。現在才早上十一點。莉亞的昏厥症又發作了，她失去意識，徘徊在生死之間。她的狀況一天比一天糟，看護人員幾乎每天都以為她不會再醒來。這情形已經持續了幾個月。連我都以為先走一步的應該是莉亞，但現在艾德溫竟然先走了，就跟她生命中的其他男人一樣。艾瑞希、弗列德、艾德溫，她的第一個、第二個與第三個男人，誰會想到她竟比他們活得都久呢。

莉亞睜開了眼睛，從她的笑容，我知道，她認得我。

「爺爺呢？」她問。她先看了我一眼，再望向看護人員。

「我不知道爺爺在哪裡，他一定是散步去了。」看護小姐搶在我開口前這樣回答。她正在做我以前做過的事，就像對待麥爾太太那樣，胡亂說些什麼、扯些謊。

「爺爺過世了，」我小聲地說，把眼光瞥向看護小姐。

「我們不用這樣跟她說。她剛剛才哭過。」她說。

「可是我一定得告訴她。」我解釋著，還特別注意要讓自己的聲音力持鎮定與堅強。不過沒有用。我聽到自己的聲音，每個音都在抖。看護小姐看了我一眼，先是臉，然後衣服。我穿了一身黑。她好像有點了解了。

「啊，他剛過世？」她問。我點點頭。「但我們應該告訴阿爾女士嗎？」

我當然也問過自己這個問題。指望她能了解狀況是不是一件正確的事？我也想過，告訴一個失智老太太，說她的老伴過世了，這到底有什麼意義。或者乾脆什麼也別說吧，就像原來那樣，用謊言哄哄她就好，反正她也搞不清楚。幾個月前，奶奶以為爺爺離開她，跟鄰居結婚時，我不是跟她說，艾德溫只是去了圖林根，很快就會回來嗎？現在隱瞞真相不也簡單得多嗎？但是我腦中始終有個問題盤旋不去：

換作是妳，妳會想得到哪種答案？而我明白，我寧可知道真相。死亡也是生命的一部分，我也想為我所愛的人哀悼。此外，真相或許也能幫助我放下——放下生命，讓我能在準備好的時候，放心跟隨他而去。

「不，」我說，「我們不應該告訴阿爾女士。但是我必須告訴她！」

看護小姐聽了揚起一邊眉毛，不予置評。

我搬了一張椅子過來，坐在莉亞床邊。

「我又去做復健操了，頸椎毛病。」她說。

我拉著她的手，輕輕撫摸著。好冰涼的皮膚。

「奶奶，妳覺得夠暖嗎？」我問她。

「好，我們走吧。」

「奶奶？」我替她把被子蓋緊一點。

「嗯。」

「奶奶，我有話要跟妳說。最近，出了一點事……」我的聲音卡住。不行，我根本說不出口。

「大家都需要馬鈴薯，但就是缺貨。」

「奶奶？」

「沒了……」

「奶奶？」

「妳整理好妳的廚房了沒？」

「有，我整理好了。」

「那妳等一下要排好。」

快說啊，娜迪妮，我心想，不要這麼不好啦！

「奶奶，爺爺星期六早上中風過世了。」脫口而出的話說得又快又急，我猜她根本沒聽清楚。莉亞沒反應。

「來幫我拉被。」她說。

「妳有聽到嗎，奶奶？」

「不要，我要漂亮一點的。」

「很令人傷心。」

「像吃的口感。」

「妳懂我在跟妳說什麼嗎？」她的手愈來愈焦躁似的，玩弄著被褥，眼神在房間裡掃來掃去。

「艾德溫死了！」

莉亞看著窗外。下雨了。

「我得削馬鈴薯了。」

「奶奶，艾德溫過世了。」我說得很大聲。她應該有聽到我在說什麼！她應該有聽懂我在說什麼！

「我可以在這裡削馬鈴薯。我還沒累壞。我今天從夜裡十一點到十一點。對。妳的錶還好嗎？」

我放棄。先放棄一下。「好。」

「那妳現在要起床了？都太燙了。這就是全部嗎？」

「是。」

「妳吃相要好一點。」

「好，奶奶，我會的。」

「妳，現在過來，我要鋪餐桌了。」

「好。」

「只有豬排。」

真是夠了。艾德溫死了，而我們兩個在這裡聊豬排。我受不了了！我站起來，用雙手捧住她的臉，輕柔地將她的臉轉向我。「奶奶，艾德溫死了。」停頓一下。「爺爺死了。」

莉亞看著我。她還能怎樣？我們幾乎鼻子碰鼻子，兩人的臉近距離地貼在一起。然後她說：「我的厚內褲夠多了，我把它放在後面那裡。」

我放開手，在她床邊坐下，把頭靠在她的膝蓋上。我覺得很無力、很無言。「妳完全聽不懂我在說什麼，是嗎？那我應該怎麼跟妳說才好呢……」

有人敲門時，我嚇了一大跳。看護小姐送午餐進來。

「您想餵祖母吃嗎？」她問我。

我把盤子跟湯匙拿過來，今天的午餐是巴伐利亞甜饅頭佐香草醬汁，我遞了第一塊到她口中。「好吃嗎？」

「唔……」

下一口。

「老天，真好吃。給他一個或一個半。」

他？她說的「他」是誰？我看了隔壁那位臥床婦人一眼。

她不會一直以為隔壁床那個婦人是艾德溫吧？像之前那樣，那時她拜託我幫她把輪椅推到那個陌生人床邊，因為她以為那人是她的艾德溫。

再來一口。接著給她吸管杯。

「天啊，這東西真的太棒了。我在妳那裡吃過很多次。」然後她又說：「給他吃一點。妳有沒有拿去給他？」她指的是隔壁床的婦人，也就是爺爺。不過，如果她覺得那是爺爺，我要怎樣才能清楚告訴她，艾德溫已經死了？我都還沒想完，她就說：「不要啦，我不要走了，雨下好大。」

「妳又不用走。」

再一口。我祖母咀嚼著，不時發出聲響。

「這樣對嗎？」她問。

「對，這樣對。」

「他有找妳，對嗎？」

「誰？」

「她。」

我大笑。為我們的胡說八道大笑，為那龐然巨大的無助感大笑。如果不是那麼悲傷的話，整個狀況還真的超級好笑的。莉亞和我一起待在一個房間裡，跟一位她以為是她先生的婦人共處一室。我拚了命地想要告訴她，那個她以為躺在隔壁床的她先生其實已經死了，她卻不停地跟我說一些食物以及內褲的事。

再來一湯匙。喝一口吸管杯裡的水。

「我應該要多做一點才對。我做得很好，可是現在不能做了。」

這次我了解。莉亞飽了。

「給我一條手巾，」她說。

「妳已經綁了一條，」我說。

「我不吃了。」

「再一口嗎？」這話問得有點多餘。我明明知道她不想吃了。

「不要。再兩口。」

我大笑，笑得很大聲，笑了很久，笑到哭出來。

「妳還好嗎？」

「我很難過。」

「妳不太好。」她看著我，很直接、很認真地看著我。有那麼一小瞬間，我感覺好像回到了從前，回到那個奶奶很能理解我，當我憂愁時她會來安慰我的時光。那時我還是個小孫女，而她則是我奶奶。或許那是真的，我想，那是很棒的一個瞬間。在那個當下，她可能的確進入了我的世界，待在我身邊。我吸了一口氣，再試一次，最後一次。

「我真的不太好，因為爺爺過世了。」

「奶奶沒有來嗎？」

「爺爺過世了！」我大吼出聲，整間療養院的人應該都聽得到我的聲音。但莉亞完全不為所動。

「喔……所以妳就來了。」

「對。」

莉亞喘了幾口氣，然後說：「他不可以這樣啦！不然我開車去找他。」

19

那天終究還是來了。我們將為艾德溫．路德維希，我的祖父，舉行葬禮。這天是個二月天，我生日的隔日。天都還沒亮，我就坐車前往漢諾威，我母親和繼父到火車站接我。在小教堂的停車場上，我們與其他人會合：艾德溫的媳婦、他孫子，還有我的教母。「請節哀。」握手、擁抱，然後大家一起移動幾步走進教堂。那是一間紅磚蓋成的平房，景況看起來跟死亡本身一樣蒼涼。

這不是我第一次踏入這間教堂，多年前我就已經來過這裡。那時爺爺的兒子過世，距今也六、七年了。我還記得我在祖父母身邊，站在棺木前第一排的情景。艾德溫穿了他上好的黑色西服，他只在參加婚禮或葬禮時才穿這套，而莉亞則穿了深藍色裙裝。我也還記得，儀式主持人站上講台時，莉亞伸手過去牽住艾德溫，她的手深深埋入他的大手中，用她的小手緊緊握住他。莉亞。那時我才頭一回察覺到，原來在他們兩人的關係中，她默默擔任著強者的角色。她比他堅強許多。想當然耳，她一直都很強韌。生命中的第一個男人在戰爭中死去，艾德溫跟別人結婚，然後長年跟一頭暴龍一起生活。這些她都挺過了，而且還比他們任何人活得都久。如果她有來，一定也經受得住，儘管這是場告別式，但我就是知道。「您不能帶祖母去參加葬禮，」療養院的主管這樣說。「如果她的昏厥症又發作了，您要怎麼辦？」莉亞的狀況一天比一天糟，醫生說，她發作時，如果不讓她立即躺下，有可能會要了她的命。「絕不會發生，」我這樣擔保。「我知道不會發生。」不過沒有用，療養院不想冒這個險。莉亞，對艾德溫來說唯一重要的人，也是今天最該來參加他的葬禮的人，竟然不能出席。

少了莉亞的陪伴，我只好孤伶伶地站在我祖父躺著的棺木前。棺木樸實無華，上面蓋了酒紅色布料，後方擺了一些蠟燭，左右兩旁以及棺木內則放了一些花飾。永別了，在愛中回憶。

管風琴樂師奏出第一個音符時，我嚥了一下口水，然後就哭了。我知道，祖父一定不希望我為他哭泣，不過我沒辦法不哭。樂聲停止後，一位穿了不合身灰色西裝、戴著藍色調眼鏡的先生站上講台。他整理了一下面前的紙張，大聲吸了口氣後，開始講些跟艾德溫相關的話。他說：「艾德溫・路德維希是個秉持運動精神與人相處的男子，他行事深思熟慮、精神奕奕地度過人生。他為人愉悅風趣，以樂觀正面的思想與態度走完一生。艾德溫・路德維希是位有個性的男子。」

我皺起眉頭，頗不以為然。這個不是牧師的傢伙說的不算對，但也不能說他講的不對，只是讓人聽起來不痛不癢。因為那是制式的追思文，跟其他場告別式裡聽到的一樣，也跟悼念別人的內容相同。但艾德溫・路德維希可不是別人，對我來說，他不僅僅是個樂觀的人，他是我的爺爺、我的英雄。我假裝聽著那人繼續說些沒意義的話，一邊想著，如果是我站在棺木旁的講台邊，我會怎麼跟大家描述我的祖父。

我會這樣說：我的祖父，是在花園淹大水時，扛著年幼的我涉水而過的人。他穿著雨褲，把我捧在手心裡。萬一他不小心失手，我就會跌進深深的水裡。那水深比我還高，而且冰冷無比，但我一點都不害怕，因為我知道，他絕不會放手讓我滑落。在他手中，我安穩舒適，因為他的手大得像鏟子一樣，只要在他身邊，我就覺得很安心。

我的祖父，是個喝酒不只是喝酒的男子。把每口酒吞下肚前，他一定讓它在嘴裡來回流竄，像用漱口藥水一樣。他喝酒的時候，總是稀里嘩啦、嘰哩咕嚕。我知道很多人覺得很噁心，不過我覺得很豪邁。

我的祖父，是個深深以自己藍領工作為傲的人。工會送他的服務五十週年紀念鐘被他視為獎杯一樣地寶貝著。即使這個三角形的鐵製品早就壽終正寢，他也照樣仔細保存。

我的祖父，是個會把花園小矮人噴成銀色，還會在普通時鐘上貼滿石頭與樹根磨菇的人。他做這些事純屬好玩，儘管旁人看了心中暗笑，但他就是覺得銀色或金色的花園小矮人比彩色的好看。

我的祖父，是個會在自己花園籬笆的小藍莓灌木叢旁，直接釘上「小心，汙染」告示牌的人。而他立這牌子，只是不想讓路過的人隨便吃他的小藍莓。

我的祖父，是那個讓我在他腳上騎馬，愛騎多久就騎多久的人。也是在我疲累時，把我扛在肩上的人。用腳踏車載我去市民農園時，他會記得在行李架上墊塊抱枕，讓我舒服地坐著，坐在他背後的我會靠著他的米白色皮夾克，緊緊摟著他。

我的祖父，是那種絕不會錯過任何一場足球賽轉播的人。去他們家時，如果他正在看球賽，我就會一起看。不過我實在是興趣缺缺，以至於看了那麼久，我還是搞不清他到底是沙爾克（Schalke）、拜仁慕尼黑（Bayern）還是漢諾威96（Hannover 96）的球迷。

我的祖父，是個愛他的花園勝過世上任何地方的人。這點跟我一模一樣。

我的祖父，是個從來不蓋牙膏蓋的人。

我的祖父，是個每星期五都會去生鮮市場買花送給他的女孩的男子。

我的祖父，是個熱愛在圖林根森林漫步，勝過去做其他任何事情的人。他總是吹著口哨、頭戴帽子，一根登山手杖在手就行遍天下。有回我與他同行，我們一起在樹下摘了至今我仍不知名稱的磨菇。祖父還用他的隨身小折刀，幫我把路邊撿拾的樹枝削成登山手杖。

我的祖父，是那個只喝穆勒．圖爾高的男人。這是他唯一的壞習慣。但在他離開莉亞時，也一併把他這小小的喜好拋棄了。葡萄酒失去了美味，穆勒．圖爾高的滋味也消失無蹤。

我的祖父，是教我唱礦工之歌的人。當別的小孩在唱「咿呀咿呀，騎士快快」時，我在唱「上井平安，上井平安，礦工來了」。我那時其實不知道什麼是礦工，也不知道「上井平安」是什麼意思，但我仍然扯破喉嚨奮力歌唱，直到如今我都還記得每一句歌詞。每次聽到進行曲風的音樂，我的雙腳仍會不由自主地跟著踏步。雖然有點不好意思，不過我沒有辦法克制這個本能反應。

我的祖父，是那個等我長大一些，會跟我爭執哪個總理比較優秀的人：威利．布蘭特[1]還是赫爾穆特．施密特。[2]第一次談到這個話題時，我正要準備參加高中畢業會考。我挺布蘭特，他卻愛施密特。其實不久後我就發現施密特也很不賴，但我就是不想告訴他，因為說了我們就沒有爭論的理由，而我是那麼喜歡跟爺爺討論這些事。所以，我選擇閉口不談。

我的祖父，是那個跟我講述二戰事蹟，並讓我紅了眼眶的人。他跟我說了他從戰俘營被釋放，坐火車抵達漢堡，看到漢堡居民在窗口與殘垣廢墟上點了蠟燭迎接他們的情景。

我的祖父，是我所認識的人當中，最懂得如何穿搭衣服的人。他身上的套頭毛衣一定搭配合宜的領帶，長褲與襯衫的組合也總是那麼恰如其分。即使九十一歲了，也照樣講究。

我的祖父，是那種說話算話的人。因為他相信，做為一個人就必須這樣。那是無庸置疑的。這一生，他只有一次做不到，唯一一次自毀承諾。他因此不曾原諒自己。

我的祖父，艾德溫．路德維希，就是那個深愛我祖母的人。

「最後，讓我們再次感懷他曾給予我們的愛與溫暖、幫助與關懷，」講台前的那人這樣說。他說完他該說的，我也說完我的。只是我沒有像他一樣大聲說出來，在場沒人聽到我說的話。不過沒有關係，那是給艾德溫的。他一定聽見了，也一定懂得我要說的一切。如同我請人寫在花飾緞帶上的話語一樣，相信他也能了解。我替莉亞買了紫、白、橘色相間的花飾，因為她已經沒有辦法自己完成。那花飾現在擺在棺木左方，飾帶上的字句是那麼簡單而低調，沒有「在愛中回憶」之類的語句，只有寥寥幾字：「你的女孩」。

在我們離開追思大廳前，那人又說：「而我們將永遠記得，回憶是我們僅剩的天堂樂園，所有的記憶都將在其中不被遺忘。」我看著我買的那個花飾，想到莉亞，想到她不斷地遺忘，不記得自己是誰，以及曾經是誰。她不再知道自己如何在戰後不久認識艾德溫；關於初吻的滋味，還有艾德溫身上的冷杉針葉味，她已不復記憶；對他的狂戀、夜半時分溜進廚房找他，這些事情已被抹除殆盡；她也無法記

1 譯註：Willy Brandt，一九六九至一九七四年間的西德總理
2 譯註：Helmut Schmidt，一九七四至一九八二年間的西德總理

得，坐在前往卡茲胡特火車頂上的事；不再曉得自己看到艾德溫跟英嘉一起出現時的心情；她忘記之後發生的所有事情，包括失去艾德溫、一九七一年在射擊慶典上與艾德溫重逢，還有他們共度的幸福時光。多年來的一切，都將被她遺忘，或者，已經遺忘。「回憶是我們僅剩的天堂樂園，所有的記憶都將在其中不被遺忘。」誰說的？我心裡想，當然可以被遺忘。

我們這一小群參加告別式的人們慢慢走出小教堂，把棺木留在裡面。不舉行送殯儀式，我們將看不到他如何歸於塵土之中。我祖父的遺願是為他舉行匿名喪葬。他想要躺在一片青翠的草地上，沒有大理石墓碑，也沒有木刻十字架。不用種花，也不需植黃楊樹。祖父的墳將簡單至極，樸實無華，一如他本人，也像他的一生。

我們前往離墓園不遠的餐廳用餐，一群人再度因為艾德溫而聚首，除了享用餐點，也相互傾吐艾德溫的相關事蹟。但在那之前，我想去看看祖父將長眠的草地，我想知道他將待在何處，在那兒是否會覺得幸福愉快，雖然我知道，這一切對他來說都已經沒有了意義。這個匿名墓園就坐落在一般墓園後方不遠處，離主要道路有一小段距離。我走過陌生的墓碑與姓名旁，有的裝飾了小天使，有的墳前還點著蠟燭，小杉樹也在一旁屹立著。我也好希望能在艾德溫墳前點根蠟燭、種棵小杉樹，我也好想要有一個可以前往憑弔的地方，有個立了墓碑，上面刻了艾德溫姓名的所在。

我迷了兩次路才找到那個通往匿名墓園的木製小路標。先左轉，再右轉，經過灌木籬笆那裡轉個小彎就到了。我站在一塊鋪了石板的小廣場上，中央是個由石塊砌成的大心型，像個巨盆般，承載了滿滿的玫瑰與鬱金香。在這個小廣場邊緣，也就是石鋪地板與草地的交接處，躺了無數的花束與杉樹枝，在那之間則錯落著悼念燭光。真是花海一片。這些都是愛他們的人、哀傷的人，以及他們的朋友所留下來的。除此之外，地上還交織擺著拳頭般大的小圓石堆，上方註明了姓名，瑪麗安娜、艾瑞希、莎拉之類。這些人們，就在這片如足球場般大小的草地某處安息，真好。這兒種了一些樹，一棵栗樹、一棵橡樹。秋天留下的落葉還在四周盤旋飛舞，草地上隆起了一堆一堆的小土丘，不過這可不是公墓管理員挖的，那是鼴鼠的傑作，牠們住在這裡，做些住在其他草地也會做的事。祖父即將長眠的這塊草坪看起來一點也不像墓園，反而更像一片美麗的園地，讓人在夏季想在大樹下躺著。一個讓人願意逗留的地方，也是可以在此安息的所在。現在我終於明白，為何祖父寧可選擇此地，也不願安葬在一般墓園裡了。而且他並不會孤單，總有一天，幾個月或是幾年後，莉亞也會來到此地與他團聚。雖然我不知道他們會不會比鄰而居，說不定奶奶屆時會被安排在草地的另一端。但就算是如此，只要想到祖父母將雙雙在此長眠，就讓我覺得很安慰。在經歷了那麼多事、那麼多年後，艾德溫與莉亞終會再度聚首。而故事來到終了，如果莉亞某天決定時候到了，堅持夠也忍受夠了，當她過世後，我們會為她哭泣，然後過著沒有她的日子，至於艾德溫，他會一直待在她身邊，如同他所承諾的那般。

尾聲

艾德溫與莉亞的故事已經接近尾聲，最後一章等著某個時刻來臨時，由莉亞來完成。至於她究竟何時要和艾德溫相聚，由她自己決定。現在的莉亞已經完全失去語言能力，臥病在床。第三階段已經過去，她現在處於轉往第四階段的過度期，正前往「只具備軀體，精神已不在」的階段，也就是死亡前的最後一段路程。在那個時刻來臨前，我會盡可能陪在她身邊，我會握住她的手，並希望她能讓自己放下，放下這段生命。這是我真心的希望。而若要我說實話，我也同樣期望自己能夠放下。因為她若離世，大家都會覺得比較好過。這世界上，再也沒有比眼睜睜看著所愛之人變成如此更痛苦的事，而更令人椎心的是，我們都知道自己完全無能為力，無論做什麼努力都徒勞無功。

下雨天。一大早，在柏林的我們把打包好的行李裝上車。這趟旅程已經延遲了好幾個星期，因為春天遲遲不來而一延再延。氣象報告說，今年三月是百年來最冷的三月天。如今四月了，天氣還是又濕又冷。不過我打定了主意，這個週末我們一定得出發，我不想再等，時候到了。

我們帶了登山鞋，當然還有雨具。出發時還不到九點，整個城市靜悄悄的。而等在眼前的，是四個小時的車程。我們走A9高速公路南下。剛出發時，我們倆都沉默不語，這時間說話好像還嫌太早，一直等到紙杯裡的咖啡慢慢發生作用後，話匣子才打開。我和提諾滔滔不絕地說些日常生活瑣事。

從米希茲（Mietsitz）出口下高速公路後，我們改走省道穿越小村莊。雨漸漸停了，太陽露臉，陽光普照在群山之間，光線穿越林間，灑在光禿禿的地面上。地上還四散著秋天的落葉，尚未完全融化的冬雪也零星堆積著。我們愈深入山區，途經的杉樹林就愈茂密，而村莊的規模也愈小。黑堡（Schwarzburg）、希岑多夫（Sitzendorf）、下白溪（Unterweißbach），這些地方的房子都小小窄窄地連成一氣，而圍牆則以石板覆蓋著。每戶人家的煙囪都冒著縷縷白煙，我們看到穿著圍裙的婦人背著麻布袋在村莊裡走著，男人則駐足停留，轉身看著我們這兩個外地人。孩子們踏著滑板車直接在大馬路上奔馳。多麼恬適的田園風光，好美。村裡古老的教堂屹立在山頭，左右兩旁的大河與小溪，承載著山上的融雪往下奔流，看得兩個柏林人目瞪口呆。或許哪天我們應該搬到這裡的小村莊住住。

我們開車沿著史瓦查谷地（Schwarzatal）走，有生以來，我第一次在從未到訪的地區感受到一股熟悉的懷舊風。「艾德溫跟我說過史瓦查谷地，」我說。我們不再聊生活上無關緊要的瑣事，我開始敘述祖父曾跟我說過的種種。說些他以前去健行的情景，他說他最喜歡去沃徹山（Wurzelberg）了，我們原本也計畫要來這裡散步，艾德溫和我曾把這個行程列入我們的卡茲胡特之旅中。故鄉之旅。這是我們去年夏天就已經計畫好的旅程。而今年年初，就在我們預計出發之前，艾德溫才跟他表哥說，「我想再回老家一趟，娜迪妮會陪我一起回去。」那是表兄弟倆的最後一通電話。兩週後，艾德溫就死了。

如今踏上這趟旅程的，是我與堤諾。我想看看祖父母的出生地，那個讓他們感到幸福美滿的家鄉，也想代艾德溫完成這趟旅程。堤諾替補了他的空缺，而我也感到我需要這趟旅程。卡茲胡特是一個終點，在我們的故事裡，屬於我的最後一章。

我們再度開車在濃密的杉樹林邊道路盤旋穿梭，最後一個大左彎後，我們見到村名標示牌。卡茲胡特。這是一個被群山與杉樹林環繞的小村莊，在其間流瀉的小溪就是卡茲溪（Katze），也就是那條流經艾德溫父母家後方，莉亞孩提時曾掉下去的那條溪。我們龜速開車經過村裡寥寥幾條小路，乳白與深藍頁岩相間的敦實小屋緊鄰相依而建，小村廣場的正中央，有個漆成黃色的村行政中心，而那後方稍高處則是教堂。這裡有一間藥房、一個藥妝店、一家麵包店，還有一所小學。小學前用斜體字寫了「一分耕耘，一分收穫」。另外還有一間銀行與一家餐廳，餐廳酒館前掛了「歇業中」的牌子。整個小村莊就像這間餐廳一樣，好像被人遺棄。我們只看到一個小男孩騎著腳踏車在街上遛達，那身影隨著路況忽高忽低。除了他之外，不見半個人影。

我們即將入住的民宿位於山的那頭，有點偏遠。我們開著車沿著小溪走在秀特街上。「只通往烏鶇之家」，路標上這樣寫著。艾德溫與莉亞也曾在此住宿，年復一年。我早從照片裡認得民宿的長相，漆成全白的外觀，搭配屋簷下的深色木頭。艾德溫與莉亞坐在屋前露台喝葡萄酒配野味的照片、莉亞在餐廳門前擺姿勢的留影，同樣的背景，換艾德溫擺出另外一種姿勢。而無論哪張照片，他們臉上都掛著燦爛無比的笑容。跨出車門，就聽到小溪湍流的聲音，小溪沿著民宿邊流過，我們還聽到鳥兒的叫聲。我深深吸了一口氣，空氣是那麼甘甜香醇，潔淨又清新。陽光在雲間乍隱乍現，遠方還有啄木鳥發出的敲擊聲。我想到祖母，想著她如何讓自己的思緒飄向圖林根。我現在可以了解了，還有什麼地方能比這裡更像世外桃源呢？

走沒幾步路，就來到被森林圍繞的民宿。早就等著我們的老闆站在門口迎接。現在還是淡季，我們是整間民宿唯一的客人。走過一段木製小樓梯，就能來到我們位於閣樓的房間。一路拾級而上時，我感覺有千百隻眼睛在盯著我們。無數的狐狸與鳥類標本掛在兩旁，如果我沒記錯的話，甚至還有像是雪貂的小動物。我們可以隨意把這些動物做成標本嗎？

房間裡的設備就跟烏鶇之家本身一樣「摩登」。彩色圖案的地毯，在八〇年代一定夯得不得了。配上白色皮沙發椅、白色雙人床，床頭還裝設了金色桿柱，浴室的磁磚則是米棕色系列。無論如何，烏鶇之家還是很舒適。這兒有閣樓的斜屋頂，以及木頭梁柱。從陽台遠眺，綿延山峰與杉樹盡收眼底。可惜從這兒見不到村莊的景象。不過，閒坐陽台一書在手，這種度假日一定很愜意。祖父很喜歡閱讀，或許他也曾坐在這裡，一邊瞭望杉樹林，一邊沉浸在好書的情節裡吧。

「可以走了嗎？」提諾的呼喚打斷了我的思緒。我們現在沒有時間欣賞風景，因為我們跟人有約，而且已經遲到了。

霍斯特表叔公就住在主要道路上，離烏鶇之家不到五分鐘的車程。第一聲門鈴按下不久他就開了門，速度之快，幾乎就像他已站在門後等待我們多時。我們問候了彼此，熱情與陌生感交織。我們好多年沒見了，說起來，我們似乎有親戚關係，又好像沒有。彼此友好得很尷尬。第一口咖啡下肚——用的是鑲金邊的上好餐具，搭配悉心折疊的美麗餐巾紙——我們禮貌性地交換「你們近來好嗎」以及「一路開來還順利吧」之類的話。

吃第二塊蛋糕時，感覺就好多了。霍斯特表叔公話興大開，滔滔不絕地說著艾德溫在假期回到卡茲胡特的情形。還說到他跟英嘉婚後第一次回到這裡的那個夏天，有回他跟大家到「塞當考瑟」[1]旁的草地幫忙割草的事。那時割草還得用大鐮刀，我也可以想像艾德溫身穿皮褲、挽起袖子站在草堆裡的樣子。「艾德溫是個痞子，」霍斯特叔公說。傍晚時分，他開始顯得意興闌珊，一副不想再割的樣子，然後居然就把鐮刀往地上用力一插，刀子頓時斷成兩半。「他裂開一張大嘴，笑著往村裡酒館跑去。我們還得繼續割耶。」沒錯，我想，這很像是艾德溫會做的事。

霍斯特叔公又說起之後每年艾德溫跟莉亞相偕回來的情景。他們那時每晚都在「烏鶇之家」共進晚餐，然後跳舞、喝酒、唱歌。有首歌是這樣唱的：「烈酒是魔鬼釀的。」霍斯特叔公調皮地笑著，那一刻，他讓我聯想到艾德溫。

離開他家時，已經接近傍晚。我們把車停在對街，霍斯特站在門邊，看著我們上車。車子發動時，他揮揮手。「最好能往高迪斯塔爾（Goldisthal）抽水蓄能電站的上槽方向走。」還幫我們指了指路。「那裡的視野很好。還有，如果你們走那條往紐豪斯（Neuhaus）方向的路，就可以經過艾德溫父母家。他們家在路右邊的小山丘上。」

我們很快就找到祖父出生的老家。把車停在路中間後，我下車拍了張照，再仔細端詳這棟有著深藍色石板牆以及小巧窗戶的老屋。祖父就是在這裡長大的，耳際縈繞著卡茲溪的潺潺流水聲，並讓環抱四周的高聳森林陪伴長大。騎著腳踏車的小男孩又從我們面前經過，幾個小時前我們才遇到過他。他跟我們點點頭，像村裡其

1 譯註：Sedanklause，卡茲胡特地區滑雪纜車起點

他人會做的那樣。我們也跟他點頭示意。

卡茲胡特真是個療癒的小天地，就跟艾德溫的市民農園一樣。這裡的感覺與步調一如莉亞及他的生活：簡單、幽靜、舒適。我望著男孩騎車揚長而去的背影，在心裡想著，不知道還是小男孩的艾德溫騎著車，在卡茲胡特陡峭的道路上上下下是什麼情景。如果能跟祖父並肩在他老家面前站著該有多好。他一定會讓這棟房子以及這一瞬間變得很特別。但現在呢？我瞧瞧那棟房子，看起來跟這裡的其他建築沒兩樣。沒有比較大，也沒有比較小。但是少了艾德溫。我想。少了他的回憶，還有他的童年往事。我好想他。「我們走吧，」我說。

開往蓄能電站上槽的路上，我沉默不語。我好難過，遺憾沒能早幾年就踏上這趟旅程。在祖母健康狀況仍良好，祖父也仍健在的時候，我們從沒想過要抽出時間來完成這件事，是我沒空下時間。

我們沿著陡峭的路一步一步往蓄水槽方向開，微風與陽光輕拂過我的臉，我感覺好多了。循著山路的轉彎處蜿蜒而上，離山峰愈近，所見景色就愈加遼闊。一望無際的山巒與森林層層開展，無限風光盡收眼底。來到最高的觀景點，我們停好車走下來，靠在一根撐起的樹幹上休息，還剛好站在那個「遠觀大地」的牌子邊。我看著遠方的天與地，思緒飄過杉樹林梢，回想著過去三年所發生的事：祖母發病，兩人分離。祖父搬進莉亞住的老人療養院，因為他想信守他的承諾。然後，他又因為無能為力而搬走。我又想到這期間自己生出的所有疑問，還有這些事在我身上留下的痕跡。莉亞的病、艾德溫的承諾、他們的故事，如果這些事發生在我身上，我們會怎麼面對呢？說真的，我還真不確定我想不想聽見這個問題的答案。

「堤諾？」

「嗯。」

「如果發生在我們身上，如果我失智了，你還會待在我身邊嗎？」

堤諾轉身面對我，有點嚇到似地看著我。

「妳問我，如果妳失智，我會怎麼做嗎？」

「對啊。我想問你是不是還會待在我身邊。」

「這個問題真的很難回答耶……」

他不發一語，正跟這問題的答案天人交戰。從他緊繃的肢體語言、專注的眼神，我看到他很認真在思考。不久，他眼光定格在遠方的一個點，然後說：「我當然希望此生能跟妳白頭偕老，我衷心這麼盼望。」

「就算我失智嗎？」

「如果沒有經歷莉亞生病的過程，我一定會跟妳說，當然啊，我們絕對可以共度難關。但現在我非常清楚，得了這種病將會面對的是何種結局。」

「所以呢？」

「我也知道，人碰上那些狀況時，真的很難堅守承諾。」

堤諾再度沉默不語，好一會兒後，他才問：「如果艾德溫早就知道後來會發生什麼事，他還會向莉亞承諾永遠待在她身邊嗎？」

這疑問卡在我們心裡，懸在卡茲胡特的山林間。

「或許，我們可以期望一個人能永遠待在另一人身邊，但最好別去要求承諾。」我說。

「長相廝守可以是一種理想，只要還做得到就努力去做。但我們還是得保有一些彈性，允許自己在需要時說出：我不行了。」他說。

「說的沒錯，但是那個點在哪裡？什麼時候我們可以說出這句話呢？」我問。

「這真的很難判斷。我不能讓自己被擊垮，又要擔起對自己所愛之人的責任，不能說走就走。」

「不過，如果你及早幫我找到一個很好的照護方式，還能每天來看我，不是會減輕你的負擔嗎？能放手，不也是愛一個人的表示嗎？」

我不期待立即得到答案。這個問題，我反反覆覆地問了自己好多次，在過去幾週、幾個月、幾年，我不斷問著這個問題。問題的答案沒有絕對的對與錯，我只能努力去找到我的答案，而堤諾也得找到屬於他自己的解答。無論答案是什麼，想必會跟艾德溫與莉亞的不一樣，因為我們活在不同的時空與世代，也因為我們是不同的人。我不會一輩子住在同一間公寓裡，我度假時不見得會想回漢諾威老家，我不會因為責任義務而跟誰結婚，也不會承諾任何人相守到老，無論甘苦，至死不渝。

「我唯一能承諾妳的是，我會盡我所能，找到對妳對我都最好的方法，」堤諾說。「如果有一天，我覺得分居對我們兩個都好，那我就不是在做一件壞事，對嗎？」

「對，」我說，「因為你所做的一切並不是為了要拋棄我。」

我握住堤諾的手，在心裡想著，他的手沒有艾德溫的那麼大，但這雙手緊緊牽住了我。

我願一生守候你，你卻忘了我的承諾

感謝

在此感謝安瑞・科恩（Amrai Coen）與蜜莉安・史都德（Miriam Stude），謝謝他們不厭其煩地閱讀我的文字，並不吝給予批評指教。

感謝堤諾・艾塞瑟（Tino Elsaesser），一切盡在不言中。

並感謝怡卡・海涅曼（Ilka Heinemann）與海克・果訥麥爾（Heike Gronemeier）超有默契的美好合作。

而最最要感謝的人，則是我的祖父艾德溫・路德維希，感謝他信任我，讓我寫出他與莉亞的故事，希望他會喜歡這本書。

國家圖書館出版品預行編目資料

我願一生守候你，你卻忘了我的承諾：一段關於愛與失智的故事／娜迪妮・阿爾 (Nadine Ahr) 著 林琬玉 譯
-- 初版. -- 台北市 ：商周出版：家庭傳媒城邦分公司發行
2014.06 面： 公分. --（awake；60）
譯自：Das Versprechen：Eine Geschichte von Liebe und Vergessen
ISBN 978-986-272-604-4（平裝）
1. 老年失智症 2. 通俗作品
415.9341 103009789

我願一生守候你，你卻忘了我的承諾：一段關於愛與失智的故事

原著書名／Das Versprechen：Eine Geschichte von Liebe und Vergessen
作者／娜迪妮・阿爾 (Nadine Ahr)
譯者／林琬玉
企畫選書人／林宏濤
責任編輯／楊如玉

版權／林心紅
行銷業務／李衍逸、黃崇華
總經理／彭之琬
發行人／何飛鵬
法律顧問／台英國際商務法律事務所 羅明通律師
出版／商周出版
城邦文化事業股份有限公司
台北市中山區民生東路二段141號9樓
電話：(02) 2500-7008 傳眞：(02) 2500-7759
E-mail：bwp.service@cite.com.tw
Blog：http://bwp25007008.pixnet.net/blog
發行／英屬蓋曼群島商家庭傳媒股份有限公司城邦分公司
台北市中山區民生東路二段141號2樓
書虫客服服務專線：02-25007718・02-25007719
24小時傳眞服務：02-25001990・02-25001991
服務時間：週一至週五09:30-12:00・13:30-17:00
郵撥帳號：19863813 戶名：書虫股份有限公司
讀者服務信箱E-mail：service@readingclub.com.tw
歡迎光臨城邦讀書花園 網址：www.cite.com.tw
香港發行所／城邦（香港）出版集團有限公司
香港灣仔駱克道193號東超商業中心1樓 Email：hkcite@biznetvigator.com
電話：(852) 25086231 傳眞：(852) 25789337
馬新發行所／城邦(馬新)出版集團 Cite (M) Sdn. Bhd. (458372 U)
11, Jalan Radin Anum, Bandar Baru Sri Petaling,57000
Kuala Lumpur, Malaysia.
電話：(603)90578822 傳眞：(603) 90576622

封面設計／黃聖文
排版／新鑫電腦排版工作室
印刷／高典印刷
總經銷／高見文化行銷股份有限公司 電話：(02) 26689005
傳眞：(02) 26689790 客服專線：0800-055-365

■2014年6月初版

Printed in Taiwan

城邦讀書花園
www.cite.com.tw

定價 260 元

Title of the original German edition:
Das Versprechen：Eine Geschichte von Liebe und Vergessen

ISBN 978-986-272-604-4

廣	告	回	函
北區郵政管理登記證			
台北廣字第000791號			
郵資已付，免貼郵票			

104台北市民生東路二段141號2樓

英屬蓋曼群島商家庭傳媒股份有限公司　城邦分公司

請沿虛線對摺，謝謝！

書號：BX1060　**書名：**我願一生守候你，你卻忘了我的承諾　**編碼：**

請於此處用膠水黏貼

商周出版

讀者回函卡

感謝您購買我們出版的書籍！請費心填寫此回函卡，我們將不定期寄上城邦集團最新的出版訊息。

不定期好禮相贈！
立即加入：商周出版
Facebook 粉絲團

姓名：＿＿＿＿＿＿＿＿＿＿ 性別：□男 □女

生日：西元＿＿＿＿年＿＿＿＿月＿＿＿＿日

地址：＿＿＿＿＿＿＿＿＿＿

聯絡電話：＿＿＿＿＿＿＿＿ 傳真：＿＿＿＿＿＿＿＿

E-mail ：

學歷：□ 1. 小學 □ 2. 國中 □ 3. 高中 □ 4. 大學 □ 5. 研究所以上

職業：□ 1. 學生 □ 2. 軍公教 □ 3. 服務 □ 4. 金融 □ 5. 製造 □ 6. 資訊
□ 7. 傳播 □ 8. 自由業 □ 9. 農漁牧 □ 10. 家管 □ 11. 退休
□ 12. 其他＿＿＿＿＿＿＿＿

您從何種方式得知本書消息？

□ 1. 書店 □ 2. 網路 □ 3. 報紙 □ 4. 雜誌 □ 5. 廣播 □ 6. 電視
□ 7. 親友推薦 □ 8. 其他＿＿＿＿＿＿＿＿

您通常以何種方式購書？

□ 1. 書店 □ 2. 網路 □ 3. 傳真訂購 □ 4. 郵局劃撥 □ 5. 其他＿＿＿＿

您喜歡閱讀那些類別的書籍？

□ 1. 財經商業 □ 2. 自然科學 □ 3. 歷史 □ 4. 法律 □ 5. 文學
□ 6. 休閒旅遊 □ 7. 小說 □ 8. 人物傳記 □ 9. 生活、勵志 □ 10. 其他

對我們的建議：＿＿＿＿＿＿＿＿＿＿

請於此處用膠水黏貼